AVIS

AUX JEUNES MARIÉS.

OUVRAGES DU MÊME AUTEUR.

DES GLAIRES, de leurs causes, de leurs effets, et des indications à remplir pour les combattre. Un vol. in-8°, 1er vol., 9e édition. Prix : 4 fr., et 5 fr. par la poste.

Deuxième volume du même ouvrage, ou NOUVEAUX APERÇUS SUR LES CAUSES ET LES EFFETS DES GLAIRES. In-8°. Prix : 3 fr., et 3 fr. 50 c. par la poste.

DE L'EPILEPSIE en général, et particulièrement de celle qui est déterminée par des causes morales. Un vol. in-12, 2e édition. Prix : 3 fr., et 4 fr. par la poste.

DE LA PULMONIE, de ses causes les plus ordinaires, et des moyens d'en prévenir les funestes effets. Un vol. in-12. Prix : 3 fr. 50 c., et 4 fr. par la poste.

LETTRES SUR LES DANGERS DE L'ONANISME, et conseils relatifs au traitement des maladies qui en résultent. Un vol. in-12, 3e édition. Prix : 1 fr. 50 c., et 2 fr. par la poste.

DES EGAREMENS SECRETS, ou de l'Onanisme chez les personnes du sexe. Un vol. in-18, 2e édition. Prix : 3 fr. 50 c., et 4 fr. par la poste.

DE LA VACCINE, et de ses heureux résultats démontrés par des visites faites au domicile des individus décédés à Paris, par suite de la petite-vérole, en 1825. Un vol. in-8°. Prix : 4 fr.

M. Dubreuil a publié cet ouvrage avec MM. le chevalier Brunet, médecin des maisons royales de la Légion-d'Honneur, et Chaumont, médecin.

DES FONCTIONS DE LA PEAU et des maladies graves qui résultent de leur dérangement. Un vol. in-12. Prix : 2 fr. 50 c., et 3 fr. par la poste.

AVIS
AUX JEUNES MARIÉS,

OU

DE LA NATURE
ET DES CAUSES DE LA GONORRHÉE BÉNIGNE
ET DES FLEURS BLANCHES.

PAR J. L. DOUSSIN-DUBREUIL,

Docteur en médecine de l'ancienne Faculté, membre de la Société de médecine-pratique de Montpellier, médecin titulaire du bureau de charité du 10e arrondissement de Paris, membre de l'ancienne Société royale académique des sciences, du Comité central de vaccine près le ministère de l'intérieur; associé correspondant de plusieurs autres Sociétés nationales et étrangères.

QUATRIÈME ÉDITION.

Prix : 3 fr., et 3 fr. 75 c. *franc de port.*

A PARIS,

CHEZ
L'Auteur, rue Taranne, n° 14;
Veuve Béchet, quai des Augustins;
Roret, rue Hautefeuille, n° 12;
Dentu, Palais-Royal, galerie d'Orléans, n° 13;
Lugan, passage du Caire, n° 49;
Demat, à Bruxelles (Pays-Bas);
Ballimore, rue de Seine; et à Genève, sous la raison Ab. Cherbuliez.

1830.

OUVRAGE DU MÊME AUTEUR.

DU TEMPÉRAMENT pituiteux ou glaireux, et de l'identité des vices goutteux et hémorroïdal. In-8°. Prix : 2 fr., et 2 fr. 50 c. par la poste.

PARIS. — IMPRIM.-LIB. DE G. A. DENTU,
rue du Colombier, n° 21.

RÉFLEXIONS

PRÉLIMINAIRES.

Je ne ferai aucun changement à la quatrième édition de cet ouvrage; mais le titre doit nécessairement en éprouver, puisque les journaux se refusent à parler des productions médicales, pour peu que le sujet paraisse avoir quelqu'analogie avec la syphilis.

Au lieu d'*Avis aux jeunes mariés*, j'aurais pu intituler cette édition *le Juge de paix des familles*, parce qu'en effet sa lecture est propre à y rétablir l'harmonie, trop souvent troublée par suite de ce genre d'accidens. Mais j'ai pensé qu'un titre encore plus saillant, et qui pût être inséré dans les feuilles publiques, en augmenterait le débit, et me mettrait plus fréquemment en état d'être utile. On y verra donc toujours que le virus syphilitique n'a aucun rapport avec la gonorrhée bénigne et les fleurs blanches, quoiqu'il arrive assez souvent que lorsqu'on l'a anéanti, il existe encore un écoulement chronique que l'on doit qualifier de *gonorrhée bénigne* chez les hommes, et de *fleurs blanches* ou *leucorrhée* chez les personnes du sexe, accidens qui, sauf ce cas, ont une origine tout à fait étrangère à des cohabitations impures, mais qui n'en donnent pas moins lieu à d'injustes soupçons. Outre des jouissances trop multipliées (1), ils peuvent aussi

(1) Lorsque la première édition de cet ouvrage parut, je m'empressai d'en envoyer un exemplaire à mon illustre ami Dumas, professeur à l'Ecole de Montpellier, conseiller de l'Université de France et membre de l'Institut. Il avait en ce moment même pour cliens des jeunes gens nouvellement mariés, qui, se trouvant atteints d'un écoulement jaune et vert, accompagné de symptômes pouvant le faire juger vénérien, suspectaient leur conduite passée, et se la reprochaient mutuellement. Malgré la confiance que méritait réellement le professeur, ces jeunes gens ne cessaient de croire au jugement des médecins qu'ils avaient consultés les premiers; mais Dumas s'étayant de mon ouvrage, qu'il leur donna à lire, parvint enfin à les convaincre que l'accident dont ils avaient à se plaindre l'un et l'autre, n'avait pour cause que des excès

être le produit d'une vie sédentaire, de peines vives de l'âme, de la répercussion de la matière de la transpiration, de celle d'éruptions cutanées, ou de bien d'autres tout aussi innocentes. Je me suis attaché à réfuter quelques erreurs accréditées même par des auteurs d'un mérite reconnu, et à indiquer les moyens qui m'ont paru les plus convenables

---

aussi permis qu'innocens, auxquels ils s'étaient livrés les premiers jours de leur hymen, et qu'il suffirait d'un régime rafraîchissant pour le faire cesser. Ces jeunes époux, qui détestaient le destin qui les avait unis, s'étant trouvés tout à fait guéris au bout de quelques jours, se rendirent réciproquement une affection et une confiance qui depuis n'ont point éprouvé d'altération. La lettre que Dumas m'a écrite à ce sujet, se trouve aussi insérée dans mon *Traité des glaires*.

pour combattre avec succès les différens genres d'écoulemens qui ne sont point occasionnés par l'action d'un virus quelconque.

Des diverses causes qui peuvent produire la gonorrhée bénigne et les fleurs blanches, j'ai reconnu, comme les plus actives, les excès dans les plaisirs de l'amour, principalement dans des habitudes contraires aux intentions de la nature. Si, à cet égard, j'ai peint avec sévérité les dangers résultant des abus de la volupté, dangers toujours plus graves quand on s'écarte des moyens légitimes (1); si j'ai montré le pré-

---

(1) Il paraît depuis quelques jours, chez les

cipice ouvert sous les pas de ceux qui n'ont pu les éviter, j'ai cru devoir aussi ne pas laisser sans consolation les malheureuses victimes de penchans que la raison condamne, et les prévenir surtout contre ces hommes qui ne voient jamais, dans la gonorrhée, qu'une perte de semence ou la présence du virus vénérien.

Persuadé, avec plusieurs praticiens, que la matière de la gonor-

---

mêmes libraires, la deuxième édition de celui de mes ouvrages intitulé *des Egaremens secrets*, ou *de l'Onanisme chez les personnes du sexe*. Déjà une troisième de mes *Lettres sur les dangers de l'onanisme*, se vend chez Roret, libraire. Cet ouvrage ne doit être mis que dans les mains des jeunes gens.

rhée bénigne est de la même nature que celle des fleurs blanches, que toutes deux tiennent aux mêmes principes morbifiques, et que le traitement de ces deux affections doit être absolument le même, j'ai dû lier à mon sujet principal (la gonorrhée bénigne) celui des fleurs blanches, qui, à l'exception de quelques développemens que l'on trouvera dans mon ouvrage, a été presqu'entièrement épuisé par des hommes aussi profonds en médecine qu'excellens écrivains (1). On ne

(1) Quoique je n'aye eu l'intention d'écrire cet ouvrage que pour l'instruction des jeunes médecins, les jeunes gens nouvellement mariés n'y trouveront pas moins une foule de rensei-

doit donc point être surpris, si je n'ai dit sur ces écoulemens particuliers au sexe, que ce qui avait un rapport essentiel avec la gonorrhée bénigne, ou sans virus vénérien.

---

gnemens utiles, et propres à rétablir entre eux la paix, trop souvent troublée dès les premiers jours de leur union, par suite d'écoulemens dont la matière jaune et verte donne lieu à d'injustes soupçons. Le nouveau titre sera donc, par cela même, justifié.

Nota. M. Doussin-Dubreuil reçoit les lundi, mercredi et samedi de chaque semaine, entre six et neuf heures du soir, les personnes atteintes des accidens dont il est question dans cet ouvrage, ainsi que celles qui ont à se plaindre des effets des égaremens secrets; mais il n'en admet aucune sans qu'elle ait demandé un rendez-vous. Les épileptiques sont admis les mardi et samedi, et les autres malades tous les jours, depuis dix heures du matin jusqu'à deux heures.

DE LA NATURE
ET DES CAUSES
DE LA
Gonorrhée Bénigne
ET DES
FLEURS BLANCHES.

CHAPITRE PREMIER.

Identité de la matière de la Gonorrhée bénigne avec celle des Fleurs blanches; cette humeur n'a rien de commun avec la liqueur séminale

Tous les auteurs conviennent de l'existence d'un écoulement plus ou moins prolongé et sans virus vénérien, qui, chez les deux sexes, a lieu par les organes de la génération; chez les hommes (cet écoulement se nomme *Gonorrhée bénigne ou simple*, chez les femmes, il n'est autre chose que la maladie connue sous le nom de *Fleurs blanches*; mais aucun n'a fixé encore les idées, et sur la nature de l'humeur qui en est la matière, et sur les causes qui peuvent le provoquer et l'entretenir.

On a défini jusqu'à présent la Gonorrhée bénigne, *un écoulement de semence et de lymphe, sans érection et sans plaisir*; je conviens des deux dernières circonstances, mais je dois dire en même temps, que présenter la Gonorrhée bénigne comme un écoulement de semence et de lymphe, c'est supposer un fait démenti par l'observation, puisque beaucoup d'individus conservent plusieurs années de ces sortes d'écoulemens, et que parmi eux il en est qui ne s'en trouvent nullement incommodés (1) : n'est-ce pas, en outre, offrir gratuitement à l'esprit une idée de destruction aussi prompte qu'effrayante? et cette assertion extraordinaire ne peut-elle pas affliger une foule de personnes qui ne doivent cette maladie qu'à des causes indépendantes de leur volonté, à des chagrins vifs, à un régime mal-faisant qu'elles ont été obligées de

---

(1) Bartholin, *hist.* 36, *cent.* 2, *et anat. lib.* 1, *cap.* 23, parle de deux hommes, dont l'un fut affligé pendant 10 ans, et l'autre pendant 13 ans, d'une Gonorrhée dont on ignorait l'espèce- Le premier était extrêmement maigri; mais tous deux avaient d'ailleurs tous les signes d'une santé parfaite.

suivre, à la mauvaise qualité de l'air et du climat qu'elles habitent (1), etc.

Sennert admet cependant cette définition. Cette homme célèbre dit positivement que la Gonorrhée est un écoulement de semence involontaire, sans tension et sans plaisir; *Gonorrhea equidem omne seminis profluvium significat, usus tamen obtinuit ut pro eo saltem seminis effluxu accipiatur, qui invitis accidit; et sine membri virilis tensione ac tentigine, et, ut celsus, lib. IV, cap. XXI, habeat sine venere, sine nocturnis imaginationibus* (2).

---

(1) L'air épais et marécageux de la Hollande rend cette maladie très-fréquente dans ce climat.

(2) Pract. med. liv. III, part. IX, sect. II, chap. IV, pag. 1190.

Morgagny (1), Arretée (2), Actuarius (3), Paré (4), ont également défini la Gonorrhée bénigne, *un écoulement de semence sans érection ni plaisir;* Boerrhaave ne paraît point adopter cette définition; mais les raisons qu'il oppose ne sont aucunement propres à déraciner l'erreur qu'elle renferme. On lit dans quelques livres de médecine, dit Boerrhaave, » que la semence s'est quelquefois » écoulée sans qu'on l'ait sentie;

(1) *De sedibus et causis morbornm, epist. XLIV, parag. XVI.*

(2) *De signis et causis, dict. morb., lib. II, cap. V.*

(3) *Medicus sive de meth. medendi, lib. I, cap. XXII.*

(3) Pag. 988, *de generatione.*

» mais cette maladie doit être rare, et
» je ne sache pas que la semence se
» soit écoulée sans quelque chatouil-
» lement, ou ce n'était pas de la vraie
» semence séparée dans les testicu-
» les, et accumulée dans les vésicules
» séminaires, quoique j'aie vu la li-
» queur des prostates s'écouler (2). »

Je le répète, ce raisonnement est faible, et Boerrhaave ne s'en serait pas servi s'il eût mieux observé; s'il eût lu la Pathologie de Fernel, il aurait appris que le chatouillement même ne prouverait point encore que ce fût de la semence qui l'occasionnât; que cette humeur n'est point la seule qui, en traversant les voies délicates des organes de la génération, y excite un sentiment voluptueux;

(2) Lamétrie, épid. tom. VIII, pag. 214.

qu'un homme, à la suite d'une Gonorrhée vénérienne qu'il avait conservée assez long-temps, rendait du sang par la verge, avec le même plaisir que s'il eût éjaculé de la semence, ce qui arrivait toutes les fois que, soit en songe, soit qu'il veillât, des idées lascives s'offraient à son imagination.

Plusieurs hommes, attaqués depuis long-temps de la Gonorrhée bénigne, m'ont assuré qu'ils éprouvaient des jouissances toutes les fois qu'ils sentaient l'humeur de la Gonorrhée traverser le canal de l'urètre; mais cette humeur, que j'ai examinée avec attention, ne ressemble en rien à la liqueur prolifique; des personnes du sexe, sujettes à des écoulemens de la même espèce (1), m'ont souvent fait les mêmes aveux. Je fus consulté

(1) C'est-à-dire des Fleurs blanches.

il y a quelques années, par une femme de Lauzanne, qui devait cette maladie à des chagrins vifs, et chez qui l'humeur morbifique avait tellement affaibli les vaisseaux de la matrice en rongeant leurs membranes extérieures, que le moindre commerce avec son mari lui faisait rendre une très-grande quantité de sang, elle éprouvait souvent des jouissances assez longues; mais accompagnées d'un mal-aise qu'elle ne pouvait rendre. « Ce qui me prouve de » plus en plus, m'écrivait-elle, com- » bien ma maladie est grave, c'est » que je suis forcée, malgré moi, » de me livrer à des excès (1) qui » provoquent une évacuation d'une

(1) La Masturbation.

» nature différente ; aussi mes nerfs
» sont-ils dans un état tout-à-fait
» alarmant. »

L'observation que fournit cet aveu, et beaucoup d'autres du même genre, que j'ai souvent occasion de faire, expliquent comment des personnes sujettes aux écoulemens dont nous parlons, quoique très-délicates et d'un tempérament très-peu enclin aux plaisirs de l'amour, éprouvent néanmoins des érections et éjaculent de la véritable semence ; mais ce qui démontre combien est fausse l'opinion qui établit que la Gonorrhée bénigne est une perte continuelle de cette liqueur, c'est que d'après la déclaration de tous les malades, une seule éjaculation provoquée, les affaiblit plus qu'un écoulement involontaire, dequelques semaines. Cette remarque, qui n'a pas échappé à M. Tissot, lui a fait dire « que la liqueur de « ces évacuations n'était pas la même, « et que l'humeur de la Gonorrhée » bénigne ne venait que des prosta- « tes, de quelques autres glandes qui « entourent l'urètre, des follicules « répandues dans toute sa longueur, « ou enfin des vaisseaux exhalans dilatés(1). »

Ceux qui soutiennent que la Gonorrhée bénigne est un écoulement de semence, prétendent justifier leur sentiment, en disant que Galien l'a jugée telle, que plusieurs auteurs anciens, parmi lesquels on place le législateur Moïse, en avaient parlé dans ce sens; on cite enfin le montagnard observé par Hyppocrate. Cet homme, dont il paraît que la maladie fut con-

---

(1) De l'Onanisme, pag. 250.

sidérée comme un marasme, avait, dit-on, un écoulement involontaire d'urine et de semence ; mais quelque respect qu'on ait d'ailleurs pour l'autorité de ces hommes célèbres, on ne saurait adopter une hypothèse qui répugne au bon sens, et est tout-à-fait contraire à l'observation.

Il est certain que la perte de la semence peut produire le marasme, comme elle produit aussi les maux de nerfs et tous les accidens qui en sont une conséquence ; la masturbation le prouve assez : mais comment admettre un écoulement habituel de cette liqueur, si essentielle au soutien de la machine animale, lorsqu'on rencontre tous les jours des sujets, qui, comme je l'ai déjà dit, en conservent plusieurs années sans interruption. Quelle énorme et effrayante déperdition il faudrait supposer chez ceux qui tous les matins ont leur linge tachés, et surtout chez les femmes sujettes aux Fleurs blanches; si, comme paraissent le croire les partisans de la définition que je combats (1), et comme je le crois aussi, ces écoulemens sont de la même nature.

J'ose donc assurer que ni la semence ni la lymphe, ne sont la ma-

---

(1) « La Gonorrhée bénigne, disent les » auteurs du Dictionnaire portatif de Santé, » est un écoulement de l'humeur séminale » et lymphatique, qui se fait involontai» rement par l'urètre, sans cuisson, sans » tension, sans douleur et sans plaisir; » dans les femmes, la Gonorrhée simple » ne diffère point des Fleurs blanches. Ce qui prouve qne par ces mots, *ne diffère point des Fleurs blanches*. ils entendent dire que les écoulemens sont homogènes,

tiére de la Gonorrhée bénigne, et qu'on ne doit attribuer cet écoulement

---

c'est qu'ils ordonnent le même traitement pour les deux cas.

M. Lavoisien, auteur du Dictionnaire portatif de Médecine, d'Anatomie, de chirurgie, etc., donne, de la même maladie, une définition tellement vague, que les gens de l'art qui la prendraient pour guide, se trouveraient fort embarrassés pour opter entre les deux humeurs qu'il considère comme la vraie matière de cet écoulement, quoiqu'en dernier résultat il soit du même avis que les auteurs du Dictionnaire de Santé. La voici telle qu'on la lit dans cet ouvrage.

« *Gonorrhea*, de *gone* ou *gonos*, semence, et de *reo*, je coule, flux ou » écoulement involontaire de la semence » ou d'une humeur lymphatique et visqueuse. On distingue ordinairement la » Gonorrhée en bénigne ou simple, et en

qu'à la transpiration insensible, dont une portion est forcée de se déposer sur les organes de la génération, soit par la faiblesse de ces parties, soit par l'action stimulante d'une matière hétérogène et maligne, soit par la contraction du système musculaire, soit enfin par le rétrécissement des pores de la peau, et d'autres conduits excrétoires (1); aussi l'observateur dé-

---

» maligne ou virulente : la simple est, à » l'égard des hommes, un écoulement » d'humeur séminale et lymphatique qui » se fait involontairement par l'urètre, » sans cuisson, sans tension, sans douleur » et sans plaisir : elle a sa source dans les » vésicules séminaires et dans les prostates. » A l'égard des femmes, elle ne diffère » point des Fleurs blanches. »

(1) Sanctorius a observé que lorsque la transpiration insensible est retenue, elle

couvre-t-il chez les hommes attaqués de la Gonorrhée bénigne, comme chez les femmes qui le sont des Fleurs blanches, tous les signes qui indiquent un désordre plus ou moins considérable dans l'excrétion de cette humeur : l'estomac est délabré et remplit mal ses fonctions; on ressent à la fosse de cette organe, appelés vulgairement *la fourchette*, une douleur plus ou moins vive, quelquefois même des tiraillemens, on est le plus souvent constipé, sujet à de fréquens maux de reins, à des

---

doit être suppléée par quelqu'autre évacuation sensible, ou devenir elle-même plus abondante les jours suivans, et que si cela n'arrivait point, elle devenait une source féconde de cachexie, de fièvres, de Fleurs blanches, etc. (*Raulin*, *Traité des Fleurs blanches*, *tom. II*, *p.* 87).

pesanteurs dans les membres, et par fois à des douleurs dans les articulations; la marche est difficile, la peau est le plus souvent sèche, quelquefois aussi elle se trouve couverte d'une sueur abondante et épaisse et d'une odeur aigre, ce qui est l'effet du relâchement du tissu cellulaire et de ses glandes, l'appétit est souvent dépravé ; la bouche est, pour l'ordinaire, fade et pâteuse; quelques personnes ont, de temps à autre, des vomissemens glaireux, soit en se levant, soit immédiatement après chaque repas ; chez d'autres sujets, la digestion s'annonce par des vapeurs qui leur montent à la tête; les urines sont, la plupart du temps, chargées d'une humeur épaisse, qui se dépose peu à peu au fond du vase, où elle se colle fortement.

A la vérité, il se trouve des personnes, (et c'est malheureusement le plus grand nombre) qui, tourmentées de ces sortes d'écoulemens, mènent une vie très-misérable, deviennent, en très-peu de temps, d'une maigreur extrême, ont le teint pâle et plombé, et chez qui enfin l'on rencontre tous les symptômes d'un *dépérissement général.* Mais ceux dont j'attaque le sentiment, et qui y sont peut-être fortifiés par cette dernière considération, cesseront d'en tirer avantage, s'ils veulent méditer plus attentivement sur les effets inévitables des désordres physiques qui précèdent les symptômes de ce dépérissement, et dont je viens de faire l'énumération; ils sentiront que ces mêmes symptômes doivent être attribués au délabrement de l'estomac, aux digestions imparfaites, à un chyle mal élaboré, et par conséquent au défaut de nutrition, et non à la perte de la semence.

CHAPITRE II.

Causes fréquentes de la Gonorrhée et des Fleurs blanches.

Si l'on admet que l'humeur de la transpiration insensible soit la matière de la Gonorrhée bénigne, comme, d'après le témoignage de Sanctorius, elle l'est des Fleurs blanches, aux causes de ces écoulemens que j'ai déjà indiquées, on devrait ajouter tout ce qui serait capable d'énerver l'estomac, comme le trop grand usage des boissons rafraîchissantes et acides, de fruits crus, de farineux, du lait, de bière blanche, de Pâtisserie, etc.

Voici comment s'exprime Ambroise Paré (1), en parlant des causes des Fleurs blanches : son langage quoique Gaulois, est assez facile à entendre, pour que je sois dispensé de rédiger ses idées dans le langage actuel. » Les causes des Fleurs blan-
» ches, dit cet auteur, viennent
» souvent par la débilitation de la
» concoction de l'estomac ou de
» tout le corps, et de grande tris-
» tesse, ou pour avoir usé trop de
» viandes crues et flegmatiques. Le
» cours de ces Fleurs, combien
» qu'elles soient blanches, conser-
» vent le corps en santé, pourvu
» qu'icelui soit modéré, à savoir
» qu'il ne soit ni trop grand ni trop
» petit, et n'ayant nulle acrimonie;

(1) De la Génération, liv. IV.

» autrement, tel flux engendre dé-
» bilitation et lassitude universelle
» de tout le corps, tristesse qui ne
» se peut appaiser par la vergogne
» du découlement d'un tel flux
» d'humeurs œdémateuses aux jam-
» bes, et fait à d'aucunes descendre
» la matrice en bas, ce que nous
» avons par ci-devant appelé préci-
» pitation de matrice. Tel flux em-
» pêche la conception, parce qu'il
» corrompt la semence, ou la con-
» traint de sortir : en s'écoulant
» aussi, quelquefois acquiert une
» acrimonie par avoir demeuré cinq
» ou six mois sans être évacuée, le-
» quel s'apostême au corps de la ma-
» trice, ou au col d'icelle, et ac-
» quiert pourriture, laquelle est sou-
» vent jetée hors, qui cause ulcères
» putrides et chancreuses à aucunes

» femmes, se font apostêmes aux » aines et hanches, qui est souvent » cause de leur mort, et le plus » souvent pour ne s'être montrées » et déclarées à leurs médecins et » chirurgiens en temps opportuns, » pour honte et vergogne qu'elles » ont à montrer leur mal.

» Partant, ajoute Ambroise Paré, » les maladies de la matrice sont dif- » ficiles à curer, car la matrice reçoit » les plus grandes superfluités de » tout le corps; tant parce qu'elle » est partie débile, que parce qu'elle » est située en bas, et à plusieurs » vaisseaux qui aboutissent en soi, » et davantage est naturellement su- » jette à purgation et fluxions (1)».

---

(1) Cette pudeur mal-entendue dont parle Ambroise Paré, se rencontre très-fré-

J'ai connu plusieurs personnes qui ne pouvaient manger, avec excès, du lait et des fruits, même d'une excellente qualité, ni faire usage de boissons froides, sans être attaquées presqu'aussitôt de ce genre d'écoulement. J'en connais d'autres qui, ayant à se plaindre de cette maladie

---

quemment de nos jours. Je suis souvent consulté pour des accidens semblables, par des personnes qui, pour avoir fait long-temps un mystère de leur maladie, lui ont laissé faire les plus fâcheux progrès.

Au moment où j'écris cet article, une lettre que je reçois de Bordeaux m'annonce qu'une dame, ci-devant religieuse, est, depuis plusieurs jours, dans des souffrances horribles, et que son médecin, qui n'a point été appelé assez tôt, craint beaucoup pour les jours de cette infortunée, victime d'une pudeur si préjudiciable.

depuis douze ou quinze ans, sont beaucoup plus tourmentées toutes les fois qu'elles prennent de la bière blanche, du sirop de groseille, ou de quelqu'autre boissons également acides et trop rafraîchissantes.

Le passage subit d'une atmosphère tempérée dans une atmosphère froide et humide, peut même, en resserrant les pores et les autres voies excrétoires, forcer la transpiration insensible à rétrograder, et à se jeter sur les organes de la génération. J'ai connu une dame qui, dans l'été, ne pouvait jamais rester quelques momens dans sa cave, sans avoir, pendant plusieurs jours, un écoulement qui ne cédait qu'à l'usage d'une boisson sudorifique; j'ai souvent traité des hommes, chez qui la même cause a produit les mêmes effets.

Je crois devoir placer ici l'extrait d'une lettre, en forme de mémoire, que m'envoya, il y a quatre ans, une malade qui habite Nanci.

« J'étais sujette, depuis long-temps » à des Fleurs blanches, dont la cou- » leur était tantôt blanche, tantôt » jaune ou verte (1) ; l'été était la

---

(1) La Gonorrhée bénigne et les Fleurs blanches présentent des qualités et des couleurs différentes, selon le plus ou le moins de séjour que fait l'humeur de la transpiration, selon la nature du vice qui la fait aborder sur les parties génitales, et de l'air qui l'altère : quelquefois cette humeur est aqueuse et très-fluide ; d'autres fois, elle est dense et gluante, douce et bénigne, et ne cause point d'irritation ; d'autres fois aussi, elle est âcre, irritante, et quelquefois corrosive, au point de ronger les parties sur lesquelles elle se dépose Il

» seule saison de l'année où je n'en
» avais pas, sans doute, comme je

---

est cependant rare que cela arrive lorsque cette maladie est récente, quoique plusieurs auteurs parlent de faits semblables chez de jeunes filles mal réglées, j'en ai vu plusieurs dont les règles étaient retardées ou supprimées, qui m'ont assuré qu'elles éprouvaient des cuissons très-incommodes, avec un très-grand échauffement, mais qui cessait d'exister, comme on le voit presque toujours, dès que les règles paraissent, ce qui dispense de faire des remèdes.

L'odeur de la matière de la Gonorrhée et des Fleurs blanches, dépend encore de son séjour plus ou moins long sur les parties génitales : quelquefois elle n'en a aucune; mais quelquefois elle est d'une fétidité insupportable.

Il y a quelque temps, une dame attaquée depuis plusieurs années de Fleurs blan-

» l'ai vu dans votre ouvrage sur les » Glaires, parce que la chaleur de » l'atmosphère dirigeait la matière » de cet écoulement vers la surface. » Dans les dernières chaleurs que » nous avons eues, j'ai eu l'impru- » dence.... que dis-je? ayant appris » qu'une pièce d'eau-de-vie était près

---

ches, vint me consulter : l'odeur de la matière de ces Fleurs blanches était si forte et si désagréable, que j'avais de la peine à résister auprès d'elle; elle-même s'en trouvait incommodée. Cette femme avait un ulcère à la matrice. Il est rare que la même odeur se manifeste chez les hommes. Fernel pensait que la couleur verdâtre de la matière des Fleurs blanches était une preuve d'érosion et d'ulcère : presque tous les praticiens croient aujourd'hui qu'elle est une preuve de virus vénérien ; mais ces deux sentimens sont démentis par l'observation.

» de manquer, je fus forcée de des» cendre à la cave, où je restai en» viron une demi-heure, extrême» ment occupée de mon objet : je » n'eus point égard au froid qui me » saisit; ma chemise, moite avant » de descendre, se glaça sur mon » corps; j'eus, le même jour, un » accès de fièvre, et depuis ce temps » mes Fleurs blanches ont reparu, » et sont beaucoup plus abondantes » que jamais; mais je n'ai plus eu de » fièvre ».

Voici la réponse que je fis à cette malade : je l'aurais écrite d'un style plus simple, si elle n'eût pas dû la communiquer à un médecin qui la dirigeait.

» Il pouvait résulter de cette fièvre » de grands avantages, dont vous » avez été privée, parce que vous

» n'avez eu qu'un accès, et que, » sans doute contre les intentions » de la nature, l'humeur de la trans- » piration, au lieu d'être expulsée » par plusieurs émonctoires, comme » cela serait arrivé si les accès se » fussent répétés six ou sept fois » seulement, fût forcée de se porter » sur les parties génitales, où elle » était attirée par un foyer d'irrita- » tion, établi depuis long-temps. » Quoi qu'il en soit, ce que la nature » n'a pu faire, nous devons nous » efforcer de l'obtenir par des re- » mèdes propres à détruire ce foyer, » à donner du ton aux organes, » dont le défaut d'énergie contribue » aussi beaucoup à votre indisposi- » tion, et à détruire la tendance que » l'humeur paraît avoir à se porter

» sur ses parties, en la conduisant » vers le tube intestinal. »

Quant à la circonstance dont je viens de parler, quelque prompte et dangereuse que soit l'action qu'elle produit sur la machine animale, elle ne présente pas néanmoins des effets aussi graves que certaines affections de l'ame, lorsqu'elles sont assez véhémentes pour ralentir la circulation.

Je crois avoir suffisamment démontré, dans le Traité des Glaires, et dans celui de l'Epilepsie, les ravages que peuvent commettre sur le physique, la trop grande contention de l'esprit, la colère, et surtout la peur et le chagrin, pour me croire dispensé de nouveaux développemens : d'ailleurs, combien de personnes n'ont pas observé tout le mal qui peut résulter de ces deux dernières causes ; combien n'ont pas été victimes du désordre qui est la suite presqu'inévitable des contractions violentes et réitérées, qu'elles font éprouver aux fibres membraneuses du cœur.

Il y a quatre ans et demi, une dame me consultait pour des Fleurs blanches qui la tourmentaient beaucoup.
» Au moment où nous nous y atten
» dions le moins, m'écrivait-elle,
» deux hommes entrent brusque-
» ment dans un appartement où nous
» étions réunis, mon père, ma mère
» et moi : il est à croire que leur in-
» tention était de nous assassiner,
» puisqu'ils étaient armés d'un pis-
» tolet : sans doute que notre nom-
» bre les intimida, ils se retirèrent
» presqu'aussitôt; mais la frayeur

» que m'occasiona cet événement
» inattendu, a produit chez moi un
» effet que les meilleurs soins n'ont
» pu détruire : ce sont des pertes
» d'une humeur tantôt blanche,
» tantôt jaune, et quelquefois verte,
» qui ont lieu par la matrice, et qui
» augmentent toutes les fois que
» j'éprouve quelque peine capable
» de m'affecter beaucoup. »

Plusieurs gens de l'art, consultés par cette femme, attribuèrent cet écoulement à quelques écarts dans sa conduite, et la traitèrent avec le mercure; beaucoup de boissons rafraîchissantes ou acides lui furent administrées pendant l'usage de ce remède inutile et toujours dangereux en pareil cas : aussi la maladie qui aurait pu, dans l'origine, se dissiper aisément, tant par l'usage des stomachiques et des sudorifiques, que par beaucoup de distraction et d'exercice, n'a pu se terminer qu'avec la plus grande peine; son traitement a duré 15 mois, mais depuis elle n'a cessé de se bien porter.

Une femme, auteur célèbre, avec qui je m'entretenais, il y a quelque temps, des effets terribles que produisent sur le physique les peines vives de l'âme, me dit avoir conservé pendant long-temps des Fleurs blanches, qu'elle n'a pu attribuer qu'à un grand chagrin, occasionné par la lecture d'une lettre qui lui annonçait une nouvelle très-affligeante. Quoique son écoulement n'existe plus depuis long-temps, elle n'a pas laissé que de souffrir beaucoup des nerfs.

Je pourrais citer plusieurs exemples de Gonorrhées et de Fleurs blanches produites par la peur et le chagrin, si je les croyais nécessaires pour étayer mon sentiment; mais comme je suis persuadé que la vérité en est sentie par les personnes les moins capables d'observer, et qu'il n'en est point parmi celles qui ont à se plaindre de ces sortes d'écoulemens, qui ne se soient aperçues qu'ils sont bien plus considérables lorsque le moral est affecté, je m'en tiendrai aux citations qu'on vient de lire, afin de m'occuper d'une autre cause qui peut produire les mêmes accidens, et n'est pas moins fréquente que celle qui fait le sujet de cet article; je veux parler de la Masturbation.

CHAPITRE III.

De la Masturbation, comme cause de la Gonorrhée bénigne et des Fleurs blanches.

M. TISSOT a si bien décrit, dans son Traité de l'Onanisme, les tristes effets que produit la Masturbation sur toute l'économie animale, et cet ouvrage est si répandu, que je crois pouvoir me dispenser d'en rapporter d'autres exemples que ceux relatifs au sujet que je traite. Je me bornerai donc à prouver par des faits, dans cet article, que la Gonorrhée et les Fleurs blanches résultent, le plus souvent, de cette criminelle habitude que contractent malheureusement trop de personnes, dans un âge où la perte excessive de la matière prolifique peut entraver la marche de la nature, et s'opposer à ce qu'on arrive au degré d'accroissement qui assure à chaque individu une constitution saine, et propre à remplir les devoirs de la société. « Quels » services, en effet, l'État peut-il » attendre d'un homme dont le cœur » n'a pas été plutôt subjugué par » cette impudicité, qu'elle poursuit » le coupable partout, qu'elle absorbe toutes ses pensées, qu'elle » est le mobile de toutes ses actions; » d'un homme qui, au milieu des » occupations les plus sérieuses, des » actes de religion même, est en » proie aux desirs et aux idées lascives qui ne l'abandonnent jamais (1) »; dont l'esprit se trouve affaibli par la tension continuelle que nécessite toujours un objet qui fait sur son cerveau des impressions vives (2); d'un homme enfin qui, outre ces distractions de l'ame, si préjudiciables aux devoirs les plus essentiels, est encore exposé à perdre

---

(1) Onanisme anglais, page 17.

(2) « Il est facile de comprendre, dit » M. Hoffman, comment il existe un rap» port si étroit entre les testicules et le » cerveau, puisque ces deux organes sé» parent du sang la lymphe la plus subtile » et la plus exquise, qui est destinée à » donner la force et le mouvement aux » parties, et à servir même aux fonctions » de l'âme: aussi il est impossible qu'une » dissipation trop abondante de ces li» queurs ne détruise pas les forces de l'âme » et du corps »

un temps précieux à réparer une foule d'accidens plus ou moins graves, parmi lesquels on compte souvent le genre d'écoulement dont nous nous occupons aujourd'hui?

Timéus rapporte qu'un étudiant en droit s'était procuré la Gonorrhée en se masturbant avec excès. Il lui ordonna un bain fait avec les astringens et les aromatiques infusés dans du gros vin rouge, un opiat de même nature, et un onguent composé d'huile de rose, de mastic, de nitre, de bol d'Arménie, de terre sigillée, de balaustes et de cire blanche (1). Le malade, qui cessa de se masturber, guérit au bout d'un mois.

---

(1) *Mangetti bibliotheca medico-pratica, tom. II, pag.* 624.

« Un jeune homme de 20 ans,
» qui avait eu le malheur de se livrer
» à ce vice honteux, était attaqué,
» depuis deux mois, dit M. Tissot,
» d'un écoulement muqueux conti-
» nuel, et de pollutions nocturnes,
» accompagnées de temps en temps
» d'un épuisement considérable. Il
» avait de fréquens et violens maux
» d'estomac ; il se sentait la poitrine
» extrêmement faible, et suait très-
» aisément. Je lui ordonnai l'opiat
» ci-après :

» *Condit rosarum rub. III, cort.*
» *péruv. unc. l. Mastices, dr. II.*
» *Cath. dr. I. olei. cinnam. gutt. III.*
» *sirup. cort. aur. q. s. f. electuar.*
» *solid.*

» Il en prenait un quart d'once
» deux fois par jour : au bout de trois
» semaines, il se trouva bien à tous

« égards, et l'écoulement n'avait
» plus lieu qu'après les pollutions
» noturnes, qni étaient beaucoup
» moins fréquentes : la continuation
» du même remède pendant quinze
» jours, le remit tout-à-fait (1). Je
» connais, nous dit encore M. Tis-
» sot, dans le même ouvrage,
» page 26, une jeune demoiselle
» de 12 à 13 ans, qui, par cette dé-
» testable manœuvre, s'est attirée
» une consomption, avec le ventre
» gros et tendu, une perte blanche
» et une incontinence d'urine. Quoi-
» que les remèdes l'aient soulagée,
» je crains des suites funestes ».

Parmi les personnes que depuis quinze ans j'ai traitées de cette maladie, due aux mêmes excès, il s'est

(1) Onanisme, p. 262.

trouvé un homme de trente-six ans, devenu veuf depuis environ vingt mois. Cet homme croyait pouvoir impunément satisfaire par la Masturbation, des desirs que la nature de son tempéramment rendait très-vifs. Dès le premier mois, il commença à éprouver des douleurs d'estomac, ses digestions se troublèrent, et il maigrit considérablement. S'il eût cessé de se masturber aussitôt qu'il s'aperçut du délabrement de sa santé, il y a tout lieu de croire qu'avec des ménagemens, la nature seule eût réparé le tort qu'il s'etait fait; mais il était loin de l'attribuer à son inconduite : il se masturba encore pendant un mois avec la même indiscrétion; il ne se passait pas de jours qu'il ne se polluât deux ou trois fois; aussi se mit-il dans un état fâcheux. Outre un écoulement considérable, qu'il conservait depuis neuf mois, il éprouvait des maux de tête très-violens ; son estomac, continuellement surchargé de glaires, ne s'en débarassait qu'avec les efforts les plus pénibles : il souffrait cruellement des nerfs ; sont teint, de vermeil qu'il était auparavant, était devenu pâle et livide, ses yeux cernés ; sa peau était sèche, sa marche difficile ; son sommeil n'était jamais bon, et il était tombé dans une mélancolie telle, qu'il m'a avoué plusieurs fois que, sans une sorte de crainte religieuse, il aurait attenté à sa vie. Ce n'est qu'après six mois d'un traitement suivi avec la plus grande exactitude, que s'est terminée cette maladie, devenue beaucoup plus grave qu'elle ne l'aurait été naturellement, si on n'eût commis l'imprudence de le saigner plusieurs fois ; mais la couleur jaune de la matière de son écoulement en imposa à son médecin, comme elle en impose tous les jours à ceux qui la considèrent comme un signe non équivoque de la présence du virus vénérien : ce qui le détermina à se soumettre à un traitement mercuriel.

Je fus consulté, il y a quelque temps, par un officier, âgé de 25 ans. Ce jeune homme avait contracté depuis long-temps l'habitude de se masturber. Pendant six mois, il s'y était livré avec tant d'excès, que lorsqu'il vint chez moi, il était dans un état semblable à celui de l'homme dont je viens de parler : heureusement pour lui, qu'il s'était refusé aux frictions mercurielles, que les gens de l'art lui avaient conseillées pour le guérir d'une Gonorrhée bénigne dont il était attaqué depuis cinq mois, et que je ne pus attribuer qu'à la Masturbation. Comme il était dans une espèce de marasme, je ne devais attaquer le mal qu'après avoir restitué à la nature les forces qu'elle avait perdues. Je ne lui conseillai d'abord qu'une nourriture légère et succulente, et le bon vin, que je lui permis de boire pur deux fois le jour, à la dose d'un demi-verre. Aussitôt que je le vis en état de supporter les remèdes indiqués dans sa situation, je commençai à le traiter. Depuis trois ans, il n'a cessé de jouir de la meilleure santé.

Je m'abstiendrais de rapporter d'autres exemples de Gonorrhée et de Fleurs blanches, produites par l'usage de la Masturbation, si ceux que je viens de lire dans le Traité des Maladies vénériennes, de M. Fabre, ne me paraissaient pas d'un intérêt puissant, et capable de mettre les personnes attaquées de ces sortes d'écoulemens, en garde contre l'impéritie de quelques individus, partisans du mercure, par système. Quoique ces observations soient un peu longues, je les crois trop précieuses pour qu'on ne me sache pas gré de les faire connaître. Les voici telles qu'on les lit dans l'ouvrage que je viens d'indiquer.

PREMIER EXEMPLE.

« J'ai observé, dit M. Fabre, une » cause particulière d'écoulement (1)

(1) M. Fabre eût pu, tout aussi bien, dire une cause particulière de Fleurs blanches.

» dans les femmes, qui m'en a imposé quelquefois, et me l'a fait prendre pour une espèce de Gonorrhée. On m'envoya chercher un jour pour une dame âgée de 18 ans, qui, après six mois de mariage, ressentit des douleurs dans le vagin, avec un écoulement d'une matière fort abondante et verdâtre; elle était enceinte d'un mois et demi ou deux mois, de son premier enfant. Je jugeai que l'écoulement était vénérien. Le mari me dit cependant qu'à la vérité, il avait eu une chaude-pisse, il y avait environ dix mois; mais qu'elle avait été traitée méthodiquement; que depuis huit mois qu'elle était guérie, il n'y avait rien reparu, et qu'il jouissait de la plus parfaite santé.

» Malgré cette assertion, sans vou-
» loir approfondir le mystère qu'il
» pouvait y avoir dans le fait, je
» restai dans mon opinion, vu la
» nature de l'écoulement et les dou-
» leurs que la femme souffrait; en
» conséquence, je la fis saigner et
» je lui ordonnai les bains : ce-
» pendant, loin que ces moyens ap-
» paisassent les accidens, ils les aug-
» mentèrent au contraire. Comme
» je n'avais jusqu'alors visité la ma-
» lade que superficiellement, et
» qu'elle me dit sentir une grosseur
» dans la vulve, qui semblait vou-
» loir sortir, je la touchai, et je
» trouvai le col de la matrice des-
» cendu jusqu'au bord du vagin.
» En questionnant cette dame sur
» ce qui pouvait avoir donné lieu,
» à son âge, à un pareil relâchement

» des ligamens de la matrice, elle
» me fit, par l'inquiétude que lui
» causait sa maladie, les confiden-
» ces les plus secrètes ; elle m'avoua
» que son mari l'excitait souvent au
» plaisir avec les doigts, et que le
» frottement qu'il exerçait dans cette
» opération était quelquefois si fort,
» que sa chemise en était tachée de
» sang. Je vis alors que je m'étais
» trompé sur le caractère de la ma-
» ladie ; car je jugeai que la descente
» de la matrice dépendait de la Mas-
» turbation, qui était capable de
» lui causer les douleurs qu'elle
» ressentait, et de produire l'écou-
» lement. Je lui fis donc cesser les
» bains ; je lui fis garder le lit; je lui
» recommandai surtout la sagesse,
» et je la rassurai sur la descente
» de la matrice, en lui disant que

» lorsque l'enfant dont elle était en-
» ceinte augmenterait de volume,
» ce viscère remonterait à sa place
» et pour lui inspirer encore plus de
» confiance en ce que je lui disais,
» je fis appeler un accoucheur, qui,
» après l'avoir touchée, confirma
» mon avis, et lui donna la même
» espérance.

» Dès-lors, je ne vis plus la ma-
» lade que de loin en loin; les acci-
» dens s'apaisèrent par le repos, les
» douleurs diminuaient, et l'écou-
» lement devenait moins abondant,
» et d'une meilleure qualité, à me-
» sure que la matrice remontait,
» par le volume qu'elle acquérait
» tous les jours. Je cessai alors de
» la voir, pendant un mois ou six
» semaines; et comme je la croyais
entièrement guérie de son incom-

» modité, je fus surpris, lorsque,
» m'ayant fait appeler, je vis que les
» douleurs et l'écoulement étaient
» revenus comme la première fois.
» Je la touchai étant couchée; je
» trouvai la matrice remontée à sa
» place, et je n'aperçus rien au va-
» gin, sinon qu'il était un peu ra-
» boteux et très-sensible en certains
» endroits, comme s'il y avait de pe-
» tits chancres. La malade m'ayant
» assuré qu'elle n'avait point donné
» lieu à ce retour par la même cause
» qui avait produit les premiers ac-
» cidens, je revins à mon premier
» sentiment; je crus que la maladie
» avait un caractère vénérien, et,
» pour garantir l'enfant des atteintes
» du virus, je proposai les frictions.
» Elle accepta ma proposition : le
» mari y consentit aussi avec em-

» pressement, dans l'intention de » subir à son tour le même traite- » ment, parce qu'il était persuadé » que, si sa femme avait du mal, » ce ne pouvait être que lui qui le » lui avoit communiqué.

» Je fis donc prendre à la malade » quelques bains dont on ne tira pas » beaucoup de fruit, et je com- » mençai les frictions. Après la se- » conde, en se plaignant toujours » des douleurs, elle me dit, pour » la première fois, qu'elles étaient » toujours plus vives lorsqu'elle s'ac- » croupissait sur le pot-de-chambre » pour uriner, ou pour aller à la » selle, et qu'elle sentait alors, » comme dans le commencement » de sa maladie, une grosseur dans » la partie qui semblait vouloir sor- » tir. Je la fis mettre dans la même

» position pour la toucher, et je
» trouvai que la membrane interne
« du vagin était si relâchée, qu'elle se
» présentait à l'entrée de la vulve,
» comme un gros bourrelet plissé
» et très-sensible, qu'il fallait re-
» pousser pour introduire le doigt
» dans le vagin. Alors, je changeai
» encore une fois d'opinion ; je
» ne regardai plus la maladie que
» comme dépendante d'une cause
» mécanique ; je cessai tout remède,
» et la raison, quelques astringens
» et le repos, suffirent pour guérir
» la malade, qui accoucha à terme
» sans aucune difficulté ».

On voit par les aveux que fait M. Fabre, combien les symptômes qui accompagnaient la maladie de cette dame, l'avaient induit en erreur, et tout le mal qu'un homme moins instruit que lui, aurait pu faire avec un remède aussi dangereux que le mercure, s'il eût persisté dans son opinion. Mais comment la couleur de la matière qui formait cet écoulement en a-t-elle imposé à un praticien aussi exercé que M. Fabre, au point de lui faire croire qu'il était vénérien ? Certainement il ne devait pas ignorer que la matière de la transpiration, qui, comme je l'ai dit plus haut, est aussi celle des fleurs blanches, pouvait acquérir par son séjour seul, chez les personnes les plus saines, la couleur jaune et même verdâtre; et M. Fabre, qui paraît accorder au mercure une confiance exclusive pour le traitement des maladies vénériennes, ne nous laisse-t-il pas apercevoir qu'il doutait lui-même de ses effets, puisque, malgré l'assurance que lui donnait le mari de cette dame d'avoir été traité *méthodiquement*, pendant deux mois (ce qui veut dire, selon M. Fabre, avec le mercure), il crut devoir lui administrer de nouveau ce minéral.

Il y a long-temps qu'on a dit qu'il serait à desirer que le mercure fût exclu du cercle des anti-vénériens, non parce qu'il est quelquefois insuffisant, car le meilleur remède ne remplit pas toujours, chez tous les individus, les mêmes indications, mais parce qu'il n'en existe point qui soit accompagné d'autant d'inconvéniens, et que ses plus zélés partisans ne sont nullement d'accord entr'eux sur son emploi.

On compterait bien moins sur les effets du mercure, si l'on savait que ceux qui le préconisent, sont forcés d'avouer qu'ils ne connaissent ni la manière d'agir de ce médicament, ni la nature du virus vénérien. Pourquoi donc, leur dirait-on, si vous ignorez tout-à-la-fois les véritables effets du virus sur la machine animale, et ceux du mercure sur le virus, prétendez-vous que cet agent soit seul capable d'en arrêter les ravages, et d'en faire disparaître jusqu'à la moindre trace? Pourquoi blâmez-vous si légèrement la conduite de ceux qui, moins tranquilles sur l'action mystérieuse et inconnue de ce minéral, parce qu'ils en ont vu trop souvent les résultats les plus déplorables, font tous leurs efforts pour établir des vérités utiles? Sans doute, il existe en faveur de ce remède plus d'une expérience favorable, et l'on ne saurait, sans mau vaise foi, lui contester des succès très-heureux dans certains cas de maladies vénériennes; mais comme ces cas sont très-difficiles à saisir, et que, malheureusement, tout le monde s'arroge le droit de l'administrer, on doit s'attendre à chaque instant à voir aggraver, par son emploi, des symptômes dont la cause pourrait céder, sans aucun risque, à des moyens aussi innocens qu'efficaces. Il faudrait donc, sinon renoncer entièrement à l'usage du mercure, au moins être très-circonspect à le conseiller; et avec d'autant plus de raison, que la plupart des maladies chroniques, aujourd'hui plus multipliées que jamais, offrent des symptômes qui semblent vénériens, quoiqu'ils appartiennent, ainsi que l'écoulement dont nous nous occupons, à des causes bien différentes. Par exemple, traitera-t-on avec le mercure cet homme qui, rongé par des chagrins, tourmenté par des inquiétudes continuelles, au milieu des révolutions politiques et des crises qui les accompagnent, aurait à chaque instant, les membranes du cœur et le système vasculaire dans un état de constriction tel, que la matière de la transpiration, au lieu de se porter à la surface, serait obligée de rétrograder vers le centre, et de se jeter sur les glandes, corps lâches et incapables d'une réaction suffisante pour se mettre à l'abri des engorgemens? Le traitera-t-on avec le mercure, parce qu'alors sa bouche laissera apercevoir des aphtes et des ulcérations chancreuses, et que ces derniers symptômes, ainsi que des pustules, se présenteront en grand nombre sur ses parties génitales (1); parce qu'il est pâle et défait, que son estomac remplit mal ses fonctions, que sa marche est pesante, que des douleurs qui ne le quittent pas même la nuit, font de sa vie un tissu de tourmens? Enfin, le traitera-t-on avec le mercure, lors même qu'avec la certitude de son

---

(1) Il arrive quelquefois que l'humeur sécrétée est assez âcre pour occasioner, chez les hommes, la tension et la courbure de la verge, et des cuissons qui précèdent et suivent, pendant quelque temps, l'évacuation des urines; et chez les femmes, outre les cuissons dont je viens de parler, des démangeaisons très-vives, qui les portent souvent à se masturber jusqu'à en perdre la raison : tel était l'etat de la personne dont j'ai parlé plus haut.

inconduite, les symptômes dont je viens de parler seront évidemment ceux du virus vénérien, si ses nerfs sont dans un désordre alarmant, et son sang menacé d'une dissolution générale et prochaine.

M. Fabre offre encore à la méditation des gens de l'art partisans du mercure, et aux personnes qui soupçonneraient chez elles un virus vénérien, deux exemples aussi propres que celui que je viens de citer, à prouver combien le praticien a de motifs d'être circonspect, et sur le jugement qu'il doit porter d'une maladie, et sur la nature du médicament qu'il doit proposer pour en combattre la cause. Les voici :

Exemple II.

« Une jeune femme, mariée de-

» puis cinq ans, n'avait point eu
» d'enfant. Elle avait un écoulement
» fort abondant de matière verdâ-
» tre; elle avait beaucoup maigri;
» elle se plaignait continuellement
» d'un mal de tête insupportable,
» avec des maux d'estomac et de
» poitrine; ses cheveux, qui étaient
» les plus beaux qu'on pût voir pour
» la longueur et la quantité, étaient
» presque tous tombés : le mari
» m'avoua que, dans sa jeunesse, il
» avait eu diverses maladies véné-
» riennes; mais que, dès long-temps
» avant son mariage, il jouissait de la
» meilleure santé. Malgré cette asser-
» tion, les symptômes vénériens me
» parurent si caractérisés dans cette
» femme, que je n'hésitai point
» à lui proposer de passer par les
» remèdes; les malades qui sont li-

» vrés à des tourmens continuels,
» ne contestent point dans ces occa-
» sions : le traitement fut régulier ;
» mais il ne produisit aucun effet
» salutaire. Enfin, la malade voyant
» l'inefficacité des remèdes, crut de-
» voir m'avouer, que depuis l'âge de
» 14 à 15 ans, une femme de cham-
» bre l'avait mise en goût de se sa-
» tisfaire elle-même; qu'elle s'y était
» livrée avec tant d'excès, que de-
» puis son mariage, l'approche de
» son mari lui avait toujours été in-
» différente, et qu'elle était quel-
» quefois obligée de quitter la com-
» pagnie pour aller contenter sa
» passion. Je reconnus alors la véri-
» table cause de sa maladie, et je lui
» fis si bien sentir les conséquences
» dangereuses de son malheureux
» penchant, qu'elle me promit d'y

» renoncer : elle me tint sans doute » parole, puisque ses maux se dissi- » pèrent insensiblement, et qu'elle » recouvra tout l'éclat de sa beauté».

Exemple III.

« Une jeune personne (fille du » monde, mais d'ailleurs très-réser- » vée vis-à-vis les hommes), me » consulta pour un écoulement d'as- » sez mauvaise qualité, qu'elle avait » depuis quelque temps : je savais » que son amant, qu'elle voyait peu » à la vérité, avait eu anciennement » des accidens vénériens assez gra- » ves, et qu'il était encore d'une » santé fort équivoque. Comme cet » écoulement était un peu ancien, » que la personne avait des maux

» de tête, des douleurs dans les » membres, dans le dos, des maux » d'estomac fréquens, etc.; je lui » conseillai les frictions, et elle se » détermina à suivre mon conseil. » Un jour que nous parlions de sa » maladie, dans le temps qu'elle » prenait les bains, je lui dis, en » suivant le fil de la conversation, » qu'il y avait des jeunes personnes » qui avaient de pareils écoulemens, » même sans avoir connu d'hommes: » je lui contai, à ce sujet, l'histoire » d'une jeune demoiselle, très-sage » d'ailleurs, mais qui avait contracté » le goût de se satisfaire elle-même, » et qui en abusa si fort, qu'elle » maigrit extrêmement, et que son » linge était continuellement taché » d'une matière fort verte et très- » abondante : là-dessus, la malade

» m'interrompit avec vivacité, et » me dit en rougissant, sans autre » explication, qu'elle n'avait pas be- » soin de passer par les remèdes, et » qu'elle guérirait.

» Depuis que ces observations ont » dirigé mon attention sur les écou- » lemens opiniâtres que les femmes » ont par la vulve, j'en ai beaucoup » trouvé qui dépendaient de la cause » dont il vient d'être question, non- » seulement dans les personnes qui » n'avaient eu aucun mal vénérien, » mais encore dans celles qui avaient » eu une véritable Gonorrhée. J'ai » administré les frictions à plusieurs » de ces dernières, parce qu'elles » avaient d'autres symptômes qui » exigeaient ce traitement; mais » lorsque dans ces cas l'écoulement » a résisté aux remèdes, j'ai décou-

» vert, le plus souvent, que la mas-
» turbation en était la cause.

» Il était difficile, ajoute M. Fa-
» bre, que les femmes m'en impo-
» sassent à cet égard, parce qu'il y
» a un signe auquel je reconnais
» cette cause; c'est presque toujours
» le relâchement de la matrice, ou
» du moins de la membrane interne
» du vagin : dans ce cas, je recom-
» mande la sagesse; je fais observer
» le repos; je fais des injections as-
» tringentes dans le vagin, ou bien
» j'y introduis une espèce de pes-
» saire fait avec une éponge fine,
» attachée avec un fil, taillée con-
» venablement, et imbibée d'une
» eau légèrement alumineuse. On
» sent bien que ce n'est que par
» l'usage fidèle, et continué un peu
» long-temps de ces moyens, qu'on

» peut rétablir les choses dans leur
» état naturel.

» Enfin il me reste, sur le même
» sujet, une réflexion importante à
» faire, qui peut éclairer les juges
» lorsqu'ils auront à prononcer sur
» le crime de viol. J'ai été appelé
» plusieurs fois pour visiter de jeu-
» nes filles de cinq, six ou sept ans,
» qu'on assurait avoir été violées,
» disant qu'elles en portaient les
» marques dans un écoulement vi-
» rulent, que l'homme qui en avait
» joui leur avait communiqué. Il
» est bien difficile de croire qu'un
» homme fait, et le plus souvent
» d'un certain âge, puisse vaincre la
» difficulté qu'il y a dans la dispro-
» portion des parties; et quant à
» l'écoulement qu'on apporte pour
» preuve du viol, il est bien plus

» vraisemblable qu'il est l'effet d'un » attouchement réitéré (mais tou- » jours criminel), que de la com- » munication du virus vénérien par » une jouissance réelle (1) ».

S'il a fallu à M. Fabre autant d'observations, autant de fautes même, pour reconnaître une vérité importante, dont j'ai eu souvent les plus funestes preuves depuis que j'exerce la médecine, combien de milliers de victimes n'a pas fait le mercure, depuis plus de deux siècles qu'on l'emploie pour combattre des symptômes offrant toutes les apparences du virus vénérien. Se trouve-t-il par-tout des *Fabre* capables de réparer les torts que leurs méprises peuvent leur faire

---

(1) Traité des Malad. Vénér. p, 463.

commettre ? Je le répète, quel mal un homme moins prudent que ce chirurgien célèbre, n'eût pas fait à sa place, s'il eût persisté dans son opinion ? Et n'est-il pas effrayant de penser qu'un remède aussi dangereux se trouve dans la main d'une foule d'hommes, souvent aussi incapables de discerner, dans tout autre cas que la Gonorrhée (1), les symp-

(1) Je dis dans tout autre cas que la Gonorrhée ; car je me suis convaincu par l'expérience la plus suivie, qu'il étoit impossible au médecin le plus habile et le plus éclairé, de pouvoir prononcer affirmativement si un écoulement, quelque grave qu'il soit, et quelle que soit la couleur de la matière (à moins qu'elle ne soit invariablement blanche et visqueuse, ou absolument semblable à celle qui sort du nez dans la

tômes vénériens d'avec ceux qui appartiennent à des causes différentes, que de modifier ce minéral, suivant l'intensité de la maladie, la nature et la force du tempérament. On sait

---

coriza ou rhume de cerveau), est produit ou non par le virus vénérien.

Cette assertion est plus que suffisante pour engager ceux qui ne connaissent d'autre moyen que le mercure, à chercher dans le règne végétal, règne qui n'offre pas moins de ressources que les deux autres, un médicament que l'on puisse employer dans les deux cas. L'expérience m'a appris que la chose était possible, et que si le traitement devait différer, lorsque tout fait présumer que l'écoulement est vénérien, ce n'était que dans le choix des dissolvans (les boissons) et dans la manière de doser les remèdes propres à combattre l'humeur morbide.

que le grand Boerrhaave n'administrait qu'en tremblant le sublimé corrosif, remède (si on peut l'appeler ainsi) que la modicité du prix a mis entre les mains, non-seulement des empiriques, mais même du public entier; ce grand homme n'en permettait l'usage interne, qu'autant qu'il serait administré *par un médecin prudent.*

« J'exhorte, dit Frid. Carteuzer,
» les médecins à ne jamais admi-
» nistrer ce sel corrosif intérieure-
» ment, s'ils veulent conserver la
» tranquillité de leur conscience,
» et leur réputation sans tache; car
» les effets pernicieux de ce poison,
» lors même qu'ils ne se font pas
» sentir immédiatement après l'u-
» sage qu'on en fait, n'en deviennent
» très-souvent que plus terribles,

» après un espace de temps considé-
» rable (1) ».

« Ce n'est qu'après avoir passé par
» trois traitemens mercuriels, (m'é-
» crivait, à la fin de 1807, un habi-
» tant de Marseille, qui me con-
» sultait), et m'avoir mis sur les
» dents, qu'on a reconnu que ma
» maladie n'était point vénérienne.
» Que n'ai-je eu plutôt votre Traité
» des Glaires! je me serais convaincu
» assez à temps que la Masturbation,
» à laquelle j'ai eu la faiblesse de
» m'adonner avec excès, était la
» seule cause d'un écoulement ver-
» dâtre qui en a imposé à un mé-
» decin de notre ville. Jugez, mon-
» sieur, de la position désastreuse
» où doit se trouver un homme qui,

---

(1) Pharmacologie, page 44.

» avant d'avoir été torturé par des » mains inhabiles, était déjà, à la » vérité par son imprudence, tour- » menté de maux de nerfs, portés » aujourd'hui à un tel degré, qu'il » desire la mort comme un souve- » rain bien, à tous les instans du » jour ».

Quelques personnes doivent se rappeler d'avoir lu, en 1795, dans quelques papiers publics, deux observations que j'y ai consignées, concernant un jeune homme et une jeune fille, qui, croyant avoir un écoulement vénérien, mais qui n'était qu'un effet de la Masturbation, n'obtinrent du mercure, dont ils firent usage contre mon gré, qu'un surcroît à leurs maux et la perte de leur dents (1). Depuis ce temps, je n'ai

(1) La demoiselle a eu une des amyg

plus entendu parler du jeune homme, mais j'ai appris que la demoiselle, dont les traits s'étaient tellement altérés, qu'à l'âge de vint-sept ans on l'aurait prise pour une femme de quarante-cinq, avait terminé sa carrière il y a environ six mois, après avoir mené une vie très-misérable.

« On a vu, dit Hunter, le mer» cure administré pour un ulcère » des amygdales, supposé vénérien, » produire la mortification de ces » glandes, et le malade être à deux » doigts de sa perte (1) ».

---

dales entièrement rongées, par l'effet du sublimé corrosif.

(1) Traité des Maladies vénériennes, page 408.

Parmi les personnes que j'ai eu occasion de voir dans le courant de cette année, il s'est trouvé un père de famille qui, depuis long-temps, était atteint d'un écoulement jugé vénérien, et traité comme tel, quoiqu'on ne pût raisonnablement l'attribuer qu'à des Fleurs blanches auxquelles son épouse était sujette. De légères pustules survenues sur le gland, furent prises pour des chancres; il n'en a pas fallu davantage pour se croire autorisé à ordonner le mercure, avec lequel le malade s'est frictionné inutilement pendant deux mois. Quoique cet homme soit d'un tempérament très-fort, il n'a pas laissé que de se trouver incommodé. D'après la lecture de cet ouvrage, il s'est pleinement convaincu de la légèreté de sa maladie, et par conséquent de l'innocence d'une épouse chérie, dont il n'avait pu s'empêcher de suspecter la fidélité.

Je crois avoir présenté des faits assez remarquables pour prouver combien il est difficile d'appliquer le mercure d'après des indications certaines, et de le modifier suivant la gravité des symptômes, l'âge et le caractère du tempérament. Je ne placerai donc point dans cet article, d'autant qu'ils sont étrangers à mon sujet, une foule d'autres aveux bien précieux, qui se trouvent dans les ouvrages de médecins célèbres. Je me bornerai à un seul; que j'ai extrait du Traité des Maladies vénériennes, du même M. Hunter, un des plus chauds partisans du mercure, homme d'une très-grande réputation, et dont l'ouvrage, très-bien écrit, peut séduire en faveur d'une méthode funeste, ceux des gens de l'art qui croient se mettre à l'abri de tout reproche, parce qu'ils suivent le système de praticiens distingués (1).

---

(1) Voyez la note n°. 1, à la fin de cet ouvrage.

CHAPITRE IV.

Le Coït trop fréquent peut produire la Gonorrhée et les Fleurs blanches.

La question de savoir si la perte de la semence est moins préjudiciable que le spasme auquel les parties génitales sont soumises dans le coït, est trop difficile à résoudre, pour que j'ose porter un jugement quelconque (1); mais ce que je crois

---

(1) Sanctorius assure que les mouvemens affaiblissent plus que l'émission du

fortement, c'est que cet acte, trop souvent répété, peut aussi bien que celui de la Masturbation, faire aborder sur ces parties une portion considérable de la matière de la transpiration, et devenir la cause de la Gonorrhée bénigne ou sans virus vénérien, et des Fleurs blanches.

« Deux époux étrangers que je « n'ai jamais connus, dit M. Tissot, « attaqués presque dans le même » temps, et bien sûrs qu'il n'y avait » pas de virus, d'un écoulement, » accablés de faiblesse et de dou- » leur tout le long de l'épine du

---

sperme; et Noguez considère le coït comme une convulsion. « Il dispose, dit-il, les » nerfs aux mouvemens convulsifs, et la » plus légère occasion les fait naître. »

» dos, ne pouvaient accuser que
» des excès conjugaux. L'écoulement
» était beaucoup plus considérable
» chez le mari. Ils avaient essayé
» différens remèdes très-inutilement,
» et entr'autres, des pillules mercu-
» rielles, qui avaient augmenté l'é-
» coulement. Ils me firent con-
» sulter : je leur ordonnai les bains
» froids, un vin de quinquina,
» d'acier et de fleurs de roses rouges.
» Ils prirent régulièrement le re-
» mède; c'était dans l'été de 1758.
» Les pluies continuelles rendaient
» l'usage des bains de rivière très-
» difficile; la femme n'en prit que
» deux ou trois, le mari une dou-
» zaine. Au bout de cinq seulement,
» ils me firent dire qu'ils étaient
» presque totalement rétablis : j'or-
» donnai la continuation jusqu'à

» parfaite guérison, qui ne tarda » pas (1) ».

C'est en prescrivant les remèdes conseillés par M. Tissot, dans les cas précédens, que j'ai guéri plusieurs fois de jeunes mariés tourmentés d'écoulemens très-considérables, que je ne pouvais attribuer qu'à des embrassemens trop multipliés. Ainsi que M. Tissot, j'en ai vu un grand nombre qu'on avait traités avec le mercure. Les jeunes gens d'aujourd'hui, principalement dans les grandes villes, n'ont pas en général des mœurs assez régulières, pour qu'un médecin ne soit pas disposé à soupçonner que les écoule-

---

(1) De l'Onanisme, page 262. — J'ai cru devoir citer fidèlement, et sans me permettre d'améliorer le style.

mens qui leur surviennent souvent peu de jours après le mariage, ont pour cause un vice vénérien, ou caché ou mal combattu, une Gonorrhée mal guérie, et persuader aux jeunes mariés qu'ils doivent se soumettre à un nouveau traitement. D'après ces présomptions, trop légèrement accueillies, combien de ménages n'ont pas été troublés dès l'origine, par ces hommes si prompts à se décider sur le caractère d'une maladie, ou peut-être trop délicats pour déclarer franchement leur incertitude.

Il y a quelques années, deux époux, dont le mari âgé de 25 ans, et la femme de 19, après six semaines de mariage, pendant lesquelles ils s'étaient livrés sans modération à la volupté, se trouvèrent atteints l'un et l'autre, d'un écoulement considérable, et d'un caractère tout-à-fait inquiétant. Le ressentiment et la jalousie succédèrent à la plus tendre affection; ils accusaient réciproquement mentleur conduite antérieure, d'après l'opinion fâcheuse qu'ils avaient conçue, que leur écoulement était vénérien. Ils consultèrent un médecin assez peu instruit, qui confirma leur sentiment, et le mercure fut employé pour augmenter le supplice de ces jeunes gens. Heureusement, une voisine d'un âge mûr devint la confidente de ce couple affligé, dont l'innocence lui parut incontestable. Cette femme, aussi prudente qu'humaine, crut devoir communiquer ses doutes à un autre praticien de sa connaissance: celui-ci, plus savant (car je ne saurais imaginer qu'un intérêt sordide eût déterminé le traitement de l'autre), après avoir examiné les deux malades séparément, les rassura sur leur situation. Il employa les bains, les boissons rafraîchissantes, et au bout de huit à dix jours, l'écoulement disparut : alors, la confiance reprit ses droits, et la discorde fit place à la paix.

Un jeune homme, employé dans le port de Rochefort, m'écrivait, en 1820 : « Je suis âgé de 27 ans, mon » épouse en a 17, je suis certain de » sa fidélité; ma conduite, j'ose » vous l'assurer, est irréprochable : » comment a-t-il donc pu se faire » qu'au bout de huit jours de ma» riage, je me sois vu atteint d'une » Gonorrhée qui, suivant un chi» rurgien que j'ai consulté, est vé» nérienne. Veuillez me faire part

» de votre avis, nous l'attendons » avec impatience (1) ».

Comme ce jeune homme ajoutait, dans le mémoire dont je viens de donner un extrait, qu'il avait naturellement le teint animé, et qu'il était très-passionné pour son épouse, j'attribuai sa maladie aux mêmes excès qui avaient occasioné l'écoulement des deux époux dont il est question dans l'observation précédente; je lui ordonnai des bains

---

(1) Depuis que ce Traité a été lu, j'ai souvent été consulté par de nouveaux mariés, qui, tourmentés de ces sortes d'écoulemens, par suite des mêmes excès, étaient disposés à rompre des nœuds formés sous les plus heureux auspices, parce que des gens de l'art leur avaient assuré que l'un des deux, avant de s'unir, avait nécessairement mené une conduite irrégulière.

tièdes, des lavemens, des bouillons de poulet ou de veau, et j'ai su depuis que mes conseils avaient eu les plus heureux succès.

CHAPITRE V.

Quels sont les points des parties génitales où s'établit le foyer d'irritation qui provoque la Gonorrhée et les Fleurs blanches ?

Les mêmes points des organes de la génération qu'affecte le virus vénérien dans la Gonorrhée qui en est le produit, peuvent être ceux où s'établit le foyer d'irritation qui provoque et entretient la Gonorrhée bénigne et les Fleurs blanches : ainsi, chez les hommes, l'humeur peut être attirée sur les glandes du cowper, les prostates et les glandes séminales, ou se jeter en même temps sur tous ces points; chez les femmes, elle peut affecter les nymphes, l'intérieur des lèvres, les caroncules myrtiformes, quelquefois tout le méat urinaire, et souvent même les glandes profondes du vagin : aussi le praticien le plus exercé ne peut-il point, comme je l'ai dit plus haut, établir la différence qui existe entre ces sortes d'écoulemens et ceux qui sont occasionnés par le virus vénérien. Les exemples que nous offre M. Fabre en sont la preuve. Je vois tous les jours des femmes que ce défaut d'attention rend victimes de traitemens entièrement opposés à ceux qui conviennent à la nature de leur mal.

Il y a quelque temps qu'une dame, âgée d'environ 24 ans, chez qui des chagrins vifs avaient occasionné une Gonorrhée très abondante, me raconta qu'ayant été consulter un de ces hommes qui ne croient point à l'influence du moral sur le physique, il la traita avec le mercure. Comme un premier et un second traitement n'avaient point eu de succès, il lui en fit suivre un troisième, ce qui, en augmentant l'écoulement, mit ses nerfs dans une situation tout-à-fait triste, et que les remèdes les mieux indiqués n'ont pu améliorer (1).

---

(1) Il faut avoir bien peu observé la marche de la nature, et n'avoir aucune notion sur les différentes sources des affections chroniques, pour contester des faits dont la vérité se trouve consignée dans les ouvrages des médecins les plus célèbres, et dont ma pratique m'a mis à portée de fournir bien des exemples.

CHAPITRE VI.

Des tempéramens les plus disposés à la Gonorrhée et aux Fleurs blanches.

Tous les individus, quel que soit leur tempérament, peuvent être attaqués d'écoulemens qui ont lieu par les organes de la génération ; mais il en est deux qui, à raison de leur humidité naturelle et du relâchement de leurs fibres (1), sont plus disposés à cette espèce de maladie ; ce sont les tempéramens san-

(1) « Des vaisseaux lâches et tendres,
» comme sont ceux de ces tempéramens,
» reçoivent avec plus de facilité les liquides
» qui se présentent à leurs calibres ; ils

guins, et celui connu sous le nom de pituiteux ou phlegmatique : j'ai remarqué que les peines de l'âme, les moindres contrariétés les provoquaient chez les personnes phlegmatiques (1) ou sanguines, tandis

---

» en sont aisément forcés et ouverts, les
» évacuations relâchent de plus en plus,
» sur-tout si elles sont abondantes ; le
» ressort et les résistances de ceux de l'u-
» térus diminuent, et il s'établit bientôt
» des Fleurs blanches ». *Raulin, Traité des Fleurs blanches, page 274.*

Ce qui vient d'être dit, relativement aux Fleurs blanches, doit s'appliquer à la Gonorrhée, et explique pourquoi les hommes et les femmes blonds et à peau très-blanche, sont plus sujets à ces sortes d'écoulemens.

(1) On a souvent observé, dit M. Raulin, que les femmes pituiteuses ou celles qui crachent beaucoup, sont sujettes aux Fleurs blanches. *Ibid., Traité des Fleurs bl. Tom. II, page 138.*

qu'il fallait des causes beaucoup plus violentes pour les occasioner chez le mélancolique et le bilieux. La même raison qui fait que ces deux derniers tempéramens sont moins disposés à cette maladie, sert à expliquer pourquoi les hommes y sont moins sujets que les femmes, et pourquoi chez les dernières, la cause est toujours plus difficile à détruire.

CHAPITRE VII.

Peut-on être attaqué des Fleurs blanches et de la Gonorrhée à tous les âges de la vie?

TOUTES les personnes du sexe, quel que soit leur âge, peuvent être attaquées de la Gonorrhée ou des Fleurs blanches. Les observations des anciens médecins fournissent une foule d'exemples de personnes avancées en âge, surtout dans le sexe, affligées de cette maladie, et ma propre expérience me les a souvent confirmés (1).

(1) « Ce n'est, dit M. *Raulin*, que » depuis qu'elles se sont fait une habitude

On trouve, dans la Pathologie de Fernel (1), dans Roderic à Castro (2), plusieurs exemples d'enfans de 8 à 9 ans, et même plus jeunes, qui

---

» des excès et des abus dans le régime, » que cette maladie est de tous les âges, » depuis la tendre jennesse jusqu'à la » vieillesse la plus avancée. *Hoffman* a » vu une fille qui en était attaquée dès les » premiers jours de sa naissance; *Neuter* » *Sennert*, *Doleus*, et d'autres auteurs, » en ont vu à deux ans et demi, à 4, à 8, » à 10 et au-delà; j'ai eu souvent occasion » de faire, dans tous ces âges, les mêmes » observations. J'ai toujours, ajoute » M. Raulin, regardé ces pertes dans les » enfans, comme purement héréditaires ».

(1) Liv. VI, chap. XVI.

(2) *Lib. I, Morb. mulierum, cap. XIV.*

étaient tourmentés des mêmes accidens. Le journal de Copenhague, vol. 1, obs. 93, pag. 16, nous donne l'histoire d'une fille de 6 ans, qui avait des Fleurs blanches. Cette enfant était cachetique, ce que sont ordinairement celles qui ont cette maladie dans un âge aussi tendre (1); mais en général, ces sortes d'écoulemens, surtout chez les femmes, ne commencent guères qu'à treize ou quatorze ans, et j'ai observé que les

---

(1) Ces enfans ont presque toujours le teint pâle et bouffi, leur vue est languissante, les plaisirs de leur âge n'ont pour eux aucun attrait; ils ont, en général, l'air pensif, et tous ont des vers. Aussi les amers doivent-ils faire la base de leur traitement.

jeunes filles dont la fibre était lâche, et dont le tempérament était très-humide, étaient celles qui en étaient le plus fréquemment tourmentées.

CHAPITRE VIII.

Apparences vénériennes occasionées par la suspension du cours de la Gonorrhée et des Fleurs blanches.

Lorsqu'au lieu de fluer, la matière de la Gonorrhée et des Fleurs blanches s'arrête dans les différentes parties des organes de la génération, elle peut produire des symptômes bien propres à en imposer au praticien le plus exercé, surtout lorsqu'il a affaire à des personnes qui passent pour être aussi peu constantes dans leurs goûts que peu délicates dans leurs choix. Les symptômes dont je veux parler, sont des ulcérations chancreuses, des tubercules, des verrues et des pustules ulcérées ou endurcies, symptômes qui, comme l'on sait, appartiennent également au virus vénérien : aussi le médecin doit-il ne pas craindre de multiplier les questions, et n'ordonner des remèdes qu'après avoir tout tenté pour juger avec connaissance de cause. Il n'oubliera pas, par exemple, de demander si les personnes ont négligé de se tenir propres, ou si elles ne font point usage pour se laver, de quelques eaux froides et astringentes, imprudence assez commune parmi les femmes des villés; si par état ou par économie, ces dernières ne se sont point exposées à se mouiller les pieds et les jambes en allant laver leur linge. Je connais beaucoup de femmes devenues sujettes à des écoulemens, depuis que, par suite des événemens politiques, leur indigence les oblige d'aller à la rivière, où elles conservent, plus ou moins long-temps, les extrémités inférieures dans une eau extrêmement froide : cette cause, réunie à un régime malfaisant, à des chagrins vifs et réitérés, que leur position rend inévitables, a occasioné chez elles des accidens graves, parmi lesquels il s'en trouve qui semblent indiquer l'usage des anti-vénériens.

Ce qui arrive aux personnes du sexe, peut avoir lieu également chez les hommes; les difficultés d'uriner, qui accompagnent chez eux la Gonorrhée bénigne, sont très-souvent l'effet de quelques imprudences du genre de celles dont il vient d'être question.

Des Masturbations réitérées peuvent encore, à raison de la faiblesse qui succède à l'irritation qu'elles occasionent, devenir une cause fréquente de la stagnation de l'humeur morbifique. Je traite, en ce moment, plusieurs jeunes gens attaqués de la Gonorrhée bénigne, qu'ils doivent à de pareils écarts. Je me permettrai, à cette occasion, quelques réflexions sur les véritables causes qui conduisent à cette habitude, devenue trop fréquente.

Le hasard est souvent la cause de la Masturbation.

Quelques personnes doutent encore du bien qu'a pu faire le Traité de l'Onanisme. Il a donné, dit-on, l'idée d'une passion qu'on n'aurait point connue si on ne l'eût point lu. Un jeune homme m'a assuré plusieurs fois que la lecture de cet ouvrage seul l'avait porté à se masturber, et qu'il lui devait la santé délicate dont il jouissait depuis ce temps-là : selon lui, il ne devrait jamais être mis dans les mains de la jeunesse. C'est précisément pour avoir entendu tenir le même langage à un grand nombre de personnes, que je me suis déterminé à composer un ouvrage sur le même sujet, et qui fût écrit de manière à ne rien apprendre à celui qui ignore ce que c'est que la Masturbation, et à faire rentrer en lui-même celui qui s'y livre. (1) Les détails dans lesquels

---

(1) Lettres sur les dangers de l'Onanisme.

Tissot a cru devoir entrer sont propres à exalter l'imagination d'un lecteur de quinze ou seize ans; et, sous ce rapport seul, sa lecture a pu, plus d'une fois, produire tout le contraire de ce qu'a voulu cet auteur aussi respectable que savant. Je pourrais rapporter plusieurs faits qui prouvent (1) que l'Onanisme peut souvent occasioner la Gonorrhée et les Fleurs blanches : je me bornerai aux deux suivans, que j'ai communiqués il y a quelques années à la Société royale académique des sciences; ils concernent deux personnes du sexe (2).

---

(1) J'en ai rapporté un assez grand nombre dans mon Traité des Glaires.

(2) Ces deux faits sont imprimés dans le 2e. vol. des Sociétés savantes et lit.

« Une femme de 30 ans, qui, dès l'âge le plus tendre, s'était livrée avec excès à l'Onanisme, s'apercevait depuis quèlques années, et à l'époque des menstrues, d'une légère perte blanche. Successivement cette perte a paru plus considérable, et sa couleur est devenue d'un jaune vert. Elle se crut attaquée d'une maladie vénérienne. On lui conseilla l'usage des pillules anti-vénériennes, que faisait vendre un docteur-régent de la Faculté de Médecine de Paris; elle en prit la dose annoncée suffisante pour sa guérison : ces pilules ne firent que l'échauffer considérablement. Un autre médecin consulté, assura que ces pilules n'étaient point propres à guérir les maux vénériens; il crut devoir prescrire à la malade un traitement différent, dans lequel il entrait du mercure : aux premières prises , se déclara une salivation abondante, ses dents s'ébranlèrent, ses cheveux tombèrent , ses selles furent interrompues, un mal-aise général se fit sentir. Un troisième médecin assura, d'après l'examen des linges et l'inspection même des parties, qn'il n'y avait dans la maladie aucun vice vénérien; que sa maladie était une Gonorrhée simple, une perte, un relâchement dans ces mêmes parties. Par des remèdes sans doute convenables, il parvint à faire cesser le ptyalisme, il parvint même à faire disparaître l'écoulement; mais cet état fut de courte durée : soit par la co-habitation d'une seule fois avec son mari, soit que la guérison ne fût pas opérée, l'écoulement revint bientôt, et à sa suite, successivement tous les symptômes que vous rappelez dans l'ouvrage que vous avez donné au public sur ces sortes de maladies, tels que faiblesses, attaques de nerfs, maux de tête, lassitudes générales, dégoûts, maux d'estomac, maux de de ventre, coliques, défaut d'appétit, cuissons et démangeaisons dans les parties; et au moral, dégoût de la vie, tristesse profonde, frayeurs, pleurs involontaires. Néanmoins, ces accidens sont adoucis par l'usage des fortifians, des mucilagineux, des bains froids; les maux de tête sont moins forts, les faiblesses sont rares, l'estomac fait un peu mieux ses fonctions, l'exercice lui paraît avantageux et ne la fatigue pas, l'écoulement, qui continue presqu'avec la même force, est d'une teinte moins chargée; de vingt en vingt jours, à l'approche ou après ses règles, qui durent cinq, six et sept jours, la malade éprouve plus ou moins des divers accidens dont j'ai parlé plus haut : des bâillemens considérables, maux de tête, coliques, cuissons douloureuses dans les parties ; elle va difficilement à la selle, mais elle urine presqu'à chaque instant, et peu à-la-fois ; elle s'est aperçue que ses urines sont précédées d'une liqueur blanchâtre qui paraît ensuite à la superficie des urines. »

» Cette maladie (ajoute le médecin qui m'adresse ce mémoire) paraît avoir été occasionée, ou du moins singulièrement aggravée par des *chagrins* cuisans qu'a éprouvés, il y a quelque temps, la malade. »

Il m'a paru évident que l'Onanisme, cette passion malheureuse qui, chaque année, moissonne un si grand nombre d'individus, avait occasioné un écoulement que des peines vives de l'âme aggravent toujours.

Les hommes qui, les premiers, ont traité la malade, se sont conduits d'après les préceptes de leurs maîtres, qui, sans doute, ne s'étaient point formé, de l'influence du moral sur le physique, une idée assez exacte pour pouvoir lui attribuer les divers symptômes qui se sont manifestés chez elle. Ceux d'entre mes confrères qui ont déjà lu mon Traité des Glaires, savent que j'y cite plusieurs méprises semblables à celles-ci, et tous, je n'en doute point, sont comme moi convaincus de la nécessité de voir différemment qu'on ne l'a fait jusqu'à ce jour les écoulemens qui ont lieu par les organes de la génération.

» Il me reste à donner un extrait du mémoire qui concerne la dame âgée de 34 ans, et d'une lettre qu'elle m'a écrite quelques jours après l'avoir reçu. Je pense que cet extrait, dont je garantis la fidélité, est propre à intéresser particulièrement ceux qui se livrent à l'éducation de la jeunesse, et à leur faire sentir combien leur surveillance doit être active.

» J'ai lu quelques traités de médecine, et j'ai reconnu des symptômes qui m'appartiennent; mais plus je lis, et moins je trouve de facilité à me traiter moi-même. Je suis née d'un tempérament échauffé, mais dans ce moment plus réserrée que jamais. Je fus réglée à 13 ans, je ne suis pas extrêmement sanguine, mes règles ne durent que trois jours;

mais depuis l'époque de leur première apparition, je suis attaquée de Fleurs blanches; je dis depuis, car je ne puis me rappeler si elles sont venues avant, peu abondantes sans doute alors; mais par la suite elles ont changé de caractère, vertes, jaunes, et maintenant douloureuses et fétides; elles occasionent quelquefois de petits ulcères. J'ai toujours eu une extrême sensibilité à la matrice, causée sans doute par cet écoulement; j'ai le genre nerveux délicat; je suis sujette aux évanouissemens, pour peu que je sois indisposée; je suis d'un caractère sensible, vive, ayant assez bonne mine; j'éprouve souvent des maux de cœur; il me vient à la bouche des eaux limpides, que je crache avec abondance; j'ai de violens maux de reins et de tête; je m'abstiens de café et de liqueurs; mon tempérament est faible ».

En m'en rapportant à ce qui est dit dans ce mémoire, je ne découvrais, ainsi que je l'ai marqué à la malade, aucun vice qui ait pu, d'aussi bonne heure, provoquer ces Fleurs blanches et la constipation dont elle se plaignait, accidens que l'habitude que j'ai de traiter ces sortes de maladies m'a fait presque toujours regarder comme le résultat constant d'un libertinage solitaire. Je me suis donc cru autorisé à la traiter d'après cette opinion, qui vient d'être confirmée par une réponse de cette jeune dame à des questions que je lui ai faites à ce sujet.

» J'ignorais, dit la malade, que j'étais coupable; la nature, je crois, y a eu plus de part que moi; plus j'avançais en âge, et plus je le devins : aussi je ne pourrais compter combien de fois chaque jour, le plus souvent au point de perdre la raison jour et nuit; je n'en perdis point l'habitude en me mariant; mais je ne sais quel secret sentiment me défendit d'en faire part à mon mari, sans cependant me croire coupable ; je ne croyais pas même qu'il y eût des femmes assez dépravées pour se satisfaire elles-mêmes, et moi j'étais aussi coupable qu'elles. La différence des moyens m'en avait imposé. Je cessai lorsque je devins enceinte, par la seule crainte de blesser mon enfant; il me fallut toute la tendresse maternelle pour me retenir. Après mes couches, je recommençai, mais moins fréquemment. Après cette action réitérée, j'éprouvais des douleurs dans tous les membres: aussi dans ce temps étais-je fort maigre, et je n'ai pris un peu d'embonpoint que depuis que j'ai eu des enfans, par la raison que je m'abstenais de tomber dans cette erreur ».

Cette dame qui, après un traitement de plusieurs mois, est parvenue à jouir enfin d'une meilleure santé, ajoutait dans sa lettre que les moyens qu'elle mettait en usage avaient trompé toute la vigilance de sa mère.

Avis aux Pères et Mères, et à ceux qui se livrent à l'éducation de la jeunesse.

Si la masturbation est souvent l'effet d'une jouissance découverte sans intention, et reproduite ensuite avec celle de se procurer la même sensation, étrange sans doute, comme elle est attrayante ; souvent aussi elle est l'effet de conseils, toujours donnés par des êtres qui, blasés (pour me servir de l'expression vulgaire) sur ce genre de plaisir, ne trouvent plus de quoi satisfaire leur imagination effrénée qu'en se procurant des complices ou, pour mieux dire, des victimes. D'après les renseignemens que j'ai pris, je puis assurer que la plupart des jeunes gens qui se masturbent, ne le doivent qu'aux mauvais exemples : nous ne saurions donc trop engager les pères de famille, et ceux qui sont chargés d'élever de jeunes enfans, à les surveiller de très-près, et la nuit et le jour, et à ne placer auprès d'eux que des personnes d'une moralité éprouvée. Le mémoire suivant, écrit de la main du malade lui-même, est bien propre à faire sentir l'importance de ce conseil.

« Je suis âgé de dix-huit ans; j'ai toujours été d'une constitution délicate; à l'âge de douze ans, je pissais encore au lit. Je n'avais pas encore l'idée de l'amour, lorsqu'une servante que nous avions vint la faire naître chez moi, en me caressant tous les soirs et en me masturbant. Une année après, je commençai à rechercher les femmes, et depuis, j'ai toujours cherché à multiplier mes jouissances. J'ai eu affaire, pendant assez long-temps, à une qui était remplie de boutons; je les gagnai, il m'en vint entre les doigts; je les gardai plus de six mois, il ne me faisaient aucun mal, et dès qu'il passaient, il en revenait d'autres.

» J'ai toujours été sujet à la colère, et à moins que cette passion ne fût satisfaite sur-le-champ, je me trouvais indisposé pendant plusieurs jours de suite; enfin, je me suis livré sans ménagement à tous les plaisirs de la table et des femmes. Néanmoins, jusqu'à l'âge de seize ans, je n'avais pas encore eu à me plaindre des effets de mon inconduite; mais depuis ce temps, ma maladie n'a cessé de faire des progrès.

» Je ne me doutais nullement de la cause, et ne savais à quoi l'attribuer, du moins, je ne croyais pas que ce fût la suite des plaisirs auxquels se livrent les jeunes gens, je pensais même que je ne devais point mettre un terme à ceux dont j'usais sans ménagement.

» Je me plaignis d'abord à mon

médecin, d'un mal de ventre, de points dans les côtés, d'un mal de tête continuel, et d'une très-grande faiblesse. Cette dernière était telle, que le matin, quand je voulais me lever, j'avais de la peine à sortir du lit. Je ne pouvais monter les escaliers, ni même parler sans être fatigué. J'avais la vue si faible, que je ne pouvais ni lire, ni écrire.

» Mon médecin attribua tous ces maux à un mal de foie, il m'ordonna des pilules. Pendant plus de quatre mois, j'en pris régulièrement tous les jours, depuis dix jusqu'à vint-quatre, selon que je me plaignais. Ce remède me faisait aller continuellement à la selle, et m'affaiblissait beaucoup. Mon médecin medisait que j'avais le ventre dur, et que cela saurait passer. Mais voyant que j'avais aussi tous les jours mal à la tête, et que mon état ne s'améliorait pas, il eut des soupçons, et il me demanda si je ne m'amusais pas trop avec les femmes. Je lui fis l'aveu de mon goût pour elles, et des preuves réitérées que je leur en donnais : j'ajoutai que jour et nuit elles occupaient mon esprit.

En effet, la tête remplie d'idées lascives, le soir je prenais plaisir à m'endormir en pensant aux femmes; mon imagination me les présentait avec tous leurs charmes. Dans mes songes, je croyais être dans leur société, et goûter ces plaisirs qui ne peuvent se partager qu'avec elles; alors je me masturbais. Je ne sentais aucun mal, et je ne soupçonnais pas que je dusse un jour avoir des repentirs si tardifs et si cruels.

» Je renouvelais le jour ces Masturbations. Dans le commencement, je cédais à ce besoin de jouissance régulièrement de quatorze en quatorze jours, puis je mis moins d'intervalle, je me satisfaisais de six en six jours ; enfin, ce terme me parut long, et il ne dépendait plus de moi de l'attendre.

» Ce ne fut qu'au moins six mois après cette vie déréglée, que je commençai à m'apercevoir de la cause de ma maladie, à reconnaître que je la devais à la Masturbation et à mes excès avec les femmes.

» Lorsque dans mes songes je m'étais masturbé, en me réveillant, je commençais à sentir un mal intérieur qui me donnait les plus vives angoisses, et cela augmentait de plus en plus. Outre ce feu interne qui me consumait, le dos, l'épine du dos, mon ventre, mes côtés me semblaieut comme rongés par des insectes. Justement alarmé d'un état si déplorable, je ne laissai rien ignorer à mon médecin.

» Les tristes réflexions que ma situation me suggérait, me disposaient à toutes les résolutions que commandait le délabrement de mon être. Je fis tous mes efforts, j'étais docile à tous les conseils; mais, ô pouvoir de l'imagination! ô effets du désordre de mes sens et de l'irritation de mon mal! ma funeste passion triomphait de tous mes efforts et de toutes mes précautions; de nouveaux songes m'offraient de nouvelles occasions de me masturber, et je ne pouvais résister.

» Mon médecin m'ordonna le quinquina, dont je pris trois doses par jour. Je le mêlais dans de l'eau. J'avais presque tous les jours mal à la tête. Mon état était toujours le même ; mes forces ne revenaient point. Il m'ordonna de faire beaucoup d'exercice, parce que je ne mangeais presque point. Il me prescrivit la viande, et me défendit les légumes, la liqueur, le café et le thé. J'ai pris beaucoup de lait pur.

» Voyant que malgré ses soins, le mal était à son comble, mon médecin me donna à lire un ouvrage sur la Masturbation, et les moyens de se rétablir, en me disant qu'il l'avait déjà procuré à d'autres, dans le même cas que moi, afin qu'il leur servît de règle de conduite.

» Mon imagination fut vivement frappée des pronostics que renferme ce livre, et connaissant bien mon état, je n'attendis plus que la mort. Comme, entr'autres conseils, j'y vis celui de se lier les mains, je m'empressai de le suivre, me flattant par là, sinon de diminuer mon mal, au moins de m'ôter le moyen de l'augmenter. Mais, vaine précaution! c'est alors que j'éprouvai tout le pouvoir d'une imagination déréglée. Soit qu'elle fût seule cause de mes pollutions, soit que je doive les attribuer aux mouvemens répétés que me faisait faire l'état de gêne extraordinaire dans lequel je me trouvais, elles eurent lieu comme de coutume; d'ailleurs, j'étais si faible, que la moindre chaleur m'occasionait une pollution.

J'avais la voix rauque, je toussais jour et nuit; une petite fièvre; quelquefois après la masturbation il m'en venait une si forte, que je frissonnais : j'étais incapable de lire, écrire, marcher ; je n'avais aucune mémoire.

» Je me mis deux vésicatoires derrière les oreilles pour le mal de tête, et il se passa. Je souffris beaucoup de l'estomac, tout ce que je mangeais avait de la peine à se digérer ; après la digestion, je souffrais beaucoup moins. J'avais toujours des vents, depuis le matin jusqu'au soir.

» Chaque fois que je lâchais de l'eau, j'étais obligé de me laver les parties avec de l'eau froide, sans quoi mon urine coulait toujours ; mes nerfs étaient si sensibles et si faibles, que je ne pouvais retenir mon urine, laquelle était toujours d'une couleur forte, presque rougeâtre et jaunâtre.

» Pour rétablir mon estomac, on m'ordonna les voyages et la dissipation. J'allai à Bruxelles. Je commençais à me trouver mieux, lorsqu'il me survint une diarrhée, qui de nouveau m'affaiblit beaucoup. Je crois devoir cet accident à une glace que je pris ; du moins, il est survenu immédiatement après.

» Je revins de Bruxelles en plus mauvais état que je n'y étais allé. Je me déterminai à partir pour Ostende, où je pris quelques bains. Ma diarrhée ne me quittant point, je devins si faible, que je ne pouvais ni marcher, ni manger.

» Je retournai chez moi. Mon médecin, après avoir fait cesser ma diarrhée, me donna un mélange de quinquina, de canelle et d'acier ; j'en pris une cuillerée à café, six ou huit fois par jour, buvant en même temps du vin de Bordeaux et de l'eau de Spa ;

puis, me faisant balancer tous les jours sur une balançoire, cela me redonna quelque force, et me remit un peu.

» Le temps commençait à devenir froid. On m'ordonna des bains froids : j'en pris un pendant quelques minutes ; il me glaça tellement, que le lendemain je crachai du sang. J'eus un rhume, et par la force de la toux, une veine s'étant ouverte, on me recommanda de rester tranquille, et l'on me fit prendre quelque chose qui mit fin à cet inconvénient.

» Voici quel est mon état actuel :

J'ai régulièrement des pollutions tous les cinq ou six jours, même deux ou trois jours de suite : à chaque pollution, ma faiblesse augmente, et mes forces reviennent à mesure et en proportion du temps que je reste en repos.

» J'ai les yeux comme crevés; je ne puis lire ni écrire long-temps, surtout lorsque j'ai eu une pollution.

» Je n'ai aucune mémoire.

» Après avoir lâché de l'eau, je dois toujours me laver avec de l'eau froide, sans quoi, si je me baisse ou si je marche, mon urine coule toujours.

» L'estomac est ce dont je souffre le plus ; rien ne se digère, pas même un verre d'eau. Il faut que je prenne de l'exercice du matin au soir, soit à cheval, soit sur une balançoire.

» Si je marche pendant cinq minutes, j'ai toujours des points de côté, je suis obligé de m'arrêter dans ma marche.

» J'ai des spasmes depuis le matin jusqu'au soir.

» J'ai toujours la bouche sèche; quelquefois, mes jambes sont si faibles que je ne puis plus me soutenir.

» Après mon premier sommeil, chaque fois que je lâche de l'eau, si je ne me lève pendant une heure ou une heure et demie, et si je ne me lave avec de l'eau froide, j'ai une pollution.

» Actuellement, je me fais garder la nuit; la moindre chaleur me fait mettre en érection; quelquefois j'y reste pendant une nuit entière, et alors, ma garde sait qu'elle doit m'éveiller.

» Je ne dors que de trois heures en trois heures; si je dors plus long-temps, je crains une pollution; alors je me lève et marche un peu.

» Si l'on manque à m'éveiller lorsqu'on me voit dormir sur le dos, ou que mon sommeil n'est pas interrompu, j'ai une pollution.

» J'ai sur le ventre un cercle de bois, pour empêcher la couverture de toucher à ma partie.

» Quand je me lève, j'ai, depuis quelque temps, un chatouillement dans le gosier, et quand je prends haleine, quelque chose crie intérieurement et me fait tousser.

» Mon ventre gronde toujours, c'est comme si mes entrailles étaient détachées les unes des autres.

» Mon mal principal est dans l'estomac, qui, comme je viens de le dire, ne peut digérer.

» J'éprouve des lassitudes continuelles. »

Tel est l'état, tout-à-fait triste, où se trouve ce jeune homme, d'autant plus digne d'un meilleur sort, qu'il est doué d'excellentes qualités. Je viens de lui conseiller un régime analeptique. Comme il est auprès de parens aisés et remplis d'attachement pour lui, et qu'il est d'ailleurs très-repentant de sa faute, je ne désespère point de sa guérison.

Conseils à ceux qui se livrent à la Masturbation.

Beaucoup de personnes qui s'adonnent à ce penchant funeste, voudraient l'attribuer à l'activité de leur tempérament; mais je le regarde plutôt comme l'effet d'une imagination souvent préoccupée d'objets lascifs, ce qui détermine un très-grand volume d'humeurs vers les parties génitales. L'oisiveté est presque toujours l'origine de ce vice; j'y ajouterai les lectures obscènes, qui remplissent ordinairement le vide insupportable qu'éprouvent les personnes désœuvrées. Lorsqu'on s'occupe utilement, pour se procurer une existence honnête, ou à sa famille, on n'est point, ou du moins on est rarement exposé à cette dépravation dangereuse. Au reste, si l'on n'ignore pas les inconvéniens déplorables de la Masturbation, il faut être bien peu jaloux d'une vie douce et d'une vieillesse sans remords et sans souffrances, pour se livrer aussi indiscrètement que quelques personnes le font, aux excès de ce libertinage solitaire; homicides d'elles-mêmes, elles enlèvent à la nature la substance dont elle a le plus besoin pour se régénérer (1); et en supposant qu'il fût possible de réparer, jusqu'à un certain point, la perte qu'elles en font, où trouveront-elles à temps des alimens succulens et d'une digestion assez facile et assez proportionnée aux forces de l'esto-

---

(1) « La jeunesse, dit Linnée, est un » temps important pour se former une » santé robuste ; rien n'est plus à craindre » que l'usage prématuré ou excessif des » plaisirs de l'amour : il en naît des fai- » blesses dans la vue, des vertiges, la » diminution de l'appétit, et même l'af- » faiblissement de l'esprit et de la raison. » Un corps énervé dans sa jeunesse, ne » revient plus; sa vieillesse est prompte et » infirme, et sa vie est courte. » *Mercure danois, juillet* 1758, *page* 95.

mac qu'elles énervent? devront-elles s'étonner ensuite, et s'en prendre à la nature, si chez elles la transpiration s'affaiblit, si les nerfs s'affectent, si leur peau devient sèche et leur digestion difficile, si elles maigrissent, si tous leurs organes sont pleins de matière gélatineuse ou glaireuse, et si, par l'effet du transport de cette matière hétérogène dans la masse des fluides, ou par le retour de la transpiration insensible vers le centre, et principalement sur les parties où ces fluides sont forcés de se rendre, elles éprouvent des écoulemens opiniâtres, des engourdissemens dans les articulations, un malaise général, souvent accompagné de lassitude; si leur caractère change, si, tout-à-coup, elles deviennent tristes et d'une sensibilité extrême;

si le moindre événement les affecte, si leurs idées sont incohérentes, si, sans cesse occupées des désordres physiques, leur ame est incapable d'opérations difficiles, si elles ne trouvent rien qui les récrée ; si elles n'ont ni le courage, ni même le desir de tirer parti des situations les plus heureuses ; enfin, si la solitude est pour elles un besoin, la nonchalance un penchant qu'elles ne peuvent vaincre, et le mouvement un supplice (1).

Je le répète, la Masturbation est plus souvent l'effet de l'imagination que du tempérament : c'est une vérité qu'on ne saurait assez propager,

---

(1) Des Glaires, de leurs causes, de leurs effets, etc., page 26. Cet ouvrage se trouve chez le même libraire.

et je desire qu'elle soit bien sentie ar ceux qui croient que, pour l'intérêt de leur santé, il est bon qu'ils s'y livrent quelquefois. J'ai vu des personnes persuadées qu'elles ne pouvaient s'en dispenser; et cette erreur, attrayante sans doute pour un grand nombre d'individus, a tellement fait de progrès, que les maux qu'elle occasione sont incalculables: mais ce que je ne conçois pas, c'est que des hommes faits, qui connaissent bien tout le danger qui peut résulter des excès de la Masturbation, usent d'un pareil moyen pour multiplier la jouissance des personnes à qui ils sont unis par les liens les plus sacrés. Comment peut-on ruiner ainsi la santé d'une femme qui nous est chère! Que ces libertins forcenés, ces complaisans indiscrets, au-dessous du sage instinct des bêtes même, sachent que la nature ainsi outragée les fera repentir tôt ou tard de leur conduite extravagante. L'union des deux sexes naît d'un besoin réciproque; le but qu'on se propose en la formant, consiste dans la douceur d'un tendre attachement et la reproduction; il ne sera qu'imparfaitement rempli, si des époux peuvent se passer du plus doux des actes pour satisfaire les desirs qu'inspirent la nature et la volupté. Que celui qui se soumet à cet étrange service, apprenne donc, qu'outre les accidens graves auxquels il expose celle dont il exalte et fatigue les sens, il doit s'attendre à voir insensiblement ses soins et son affection accueillis par elle avec une froideur involontaire, peut-être même avec une répugnance invicible.

« Un symptôme commun aux deux » sexes, dit M. Tissot, dans son » Traité de l'Onanisme, page 63, » et qui est beaucoup plus fréquent » chez les femmes, c'est cette indif- » férence que l'infamie de la Mas- » turbation laisse pour les plaisirs » légitimes de l'hymen, lors même » que les desirs et les forces ne sont » point éteints, indifférence qui non- » seulement fait bien des céliba- » taires, mais qui souvent poursuit » jusques dans le lit nuptial ».

Dans la collection du docteur Beker, il est question d'une femme qui était convenue que cette habitude avait pris tant d'empire sur ses sens, qu'elle détestait les moyens légitimes d'amortir l'aiguillon de la chair.

« Je connais, nous dit encore » M. Tissot, un homme qui, ins-

» truit de ces abominations par son » précepteur, éprouva le même dé» goût dans le commencement de » son mariage, et l'angoisse de » cette situation, jointe à l'épui» sement dû à ses manœuvres, le » jeta dans une profonde mélan» colie, qui céda cependant à l'usage » des remèdes nervins et fortifians ».

Une jeune femme de Cambray m'écrivait, il y a deux ans : « Je suis » au désespoir, et ma vie est un » fardeau pesant dont je desire être » débarrassée à tous les instans : » permettez-moi, je vous prie, » d'entrer dans quelques détails sur » la maladie qui fait le sujet du mé» moire que je vous adresse ; je pense » qu'ils sont utiles pour vous mettre » à portée de juger de ma position » avec plus de certitude.

« J'avais à peine 15 ans, lorsque » mes parens, dont j'ai toujours été » tendrement aimée, accueillirent » avec joie la demande que leur fit » de ma main un homme de 36 ans, » qui jouissait d'une grande fortune : » le desir de me voir bien établie » les détermina très-promptement, » malgré mon extrême jeunesse. Il » est vrai que cet homme avait une » éducation soignée ; il paraissait » m'être fort attaché, et je consentis » sans peine à m'unir à lui. Je n'ai » jamais eu à me plaindre de ses » procédés : il n'a cessé d'avoir pour » moi tous les égards qu'accorde tou- » jours à une femme vertueuse un es- » prit cultivé ; mais, quoique jeune » encore, il comptait de longs services » sous les drapeaux de la déesse de » Cythère, et lorsqu'il se plaça sous

» ceux de l'hyménée, il était incapable d'en remplir long-temps les devoirs. Inquiet sur les suites, selon ce qu'il m'a avoué depuis, et ne sachant pas assez m'apprécier, il crut devoir recourir à ces moyens accessoires que vous paraissez indiquer dans votre ouvrage sur les glaires, et qui, comme vous le dites, produisent les effets les plus funestes. Je ne savais absolument rien de ce genre de plaisir lorsque je me mariai; mais à peine mon mari me l'eût-il fait connaître, que je m'y livrai sans réserve, parce que j'en ignorais tout le danger: aussi, depuis trois ans, suis-je dans l'état déplorable dont j'ai tâché de vous tracer, le plus exactement que j'ai pu, toutes les circonstances; j'ajouterai seulement

» que j'ai pris un tel dégoût pour » les plaisirs permis du mariage, » que je ne puis même supporter » les moindres caresses de celui qui » a fait mon malheur ».

Cette malheureuse femme a eu la constance de suivre un traitement dont la durée a été de dix-huit mois. Les Fleurs blanches qu'elle avait depuis plusieurs années ont cessé peu à peu, ainsi que des élancemens qui avaient fait craindre que la matrice ne fut offensée.

Beaucoup d'autres femmes, qui ont lu la première édition de cet ouvrage, m'ont appris qu'elles ne devaient des Fleurs blanches dont elles étaient tourmentées depuis long-temps, qu'à la même imprudence de leurs maris.

Se trouvera-t-il donc toujours des hommes assez égoïstes, pour croire qu'ils ne doivent renoncer au célibat que lorsqu'ils sont incapables de remplir les devoirs du mariage, et de donner le jour à des individus d'une santé ferme et solide? Jusqu'à quand ces êtres, aussi insensés qu'inhumains, saperont-ils froidement les fondemens de la société? Quand prendra-t-on, enfin, pour assurer à l'homme une bonne constitution, les précautions que l'on prend pour certaines espèces d'animaux domestiques?

CHAPITRE IX.

Effets occasionés par le transport de la matière de la Gonorrhée et des Fleurs blanches sur d'autres organes que ceux de la génération.

Les remèdes répercussifs peuvent encore, en occasionant le renvoi de la matière de la Gonorrhée et des Fleurs blanches vers le centre, produire plusieurs accidens dont la gravité est relative à l'organe sur lequel elle ira se déposer : ainsi, la jaunisse, la cardialgie, les maux de reins, la goutte, peuvent être l'effet du dépôt de cette humeur sur les couloirs biliaires, l'orifice supérieur de l'estomac, les reins et les capsules articulaires, etc., etc.

Un jeune homme en proie au chagrin d'avoir vu mourir une demoiselle qu'il était sur le point d'épouser, fut attaqué d'une Gonorrhée d'un caractère propre à donner de l'inquiétude. L'écoulement, alternativement jaune et vert, ne permit pas au chirurgien qui fut consulté, de soupçonner qu'il pouvait n'être pas vénérien. Comme il était partisan du mercure, il lui administra ce minéral avec opiniâtreté, sous plusieurs formes, pendant plus de quatre mois. Au bout de ce temps, l'écoulement conservait toujours la même couleur qu'avant de prendre des remèdes, il était même plus abondant; le jeune homme se plaignait de douleurs très-vives dans les nerfs, et ses digestions étaient devenues extrêmement difficiles. Alors le chirurgien, passant d'une erreur au moins excusable à une imprudence qui caractérise son inexpérience, crut pouvoir supprimer l'écoulement sans les précautions nécessaires. Des compositions astringentes avec lesquelles le jeune homme s'injecta, l'usage journalier de l'eau de Passy, les bains froids, tels sont les nouveaux moyens curatifs qui lui furent prescrits, et qui produisirent une jaunisse qui ne s'est terminée qu'avec beaucoup de peine; quant aux maux de nerfs, qu'il doit à l'usage du mercure, les remèdes le mieux appropriés n'ont pu encore les dissiper entièrement.

Une dame de Montpellier m'écrivait, il y a environ quatre ans : « Se» rait-ce de m'être lavée avec de » l'eau froide, dans laquelle on m'a » conseillé de verser quelques gout» tes d'eau d'extrait de saturne, que » des Fleurs blanches que je conser» vais depuis cinq ans, se sont sup» primées tout-à-coup? Je ne puis » prononcer; mais depuis cette sup» pression, je sens des douleurs vives » à l'estomac, mon manger ne passe » plus qu'avec la plus grande diffi» culté, et chaque matin, je vomis » beaucoup de matières glaireuses ».

Un habitant de Genève, dans un mémoire à consulter qu'il m'adressa, il y a quatre ans, me marquait que, sujet depuis long-temps à une Gonorrhée qui, de temps à autre, coulait en aussi grande abondance que s'il eût eu la chaude-pisse, il s'est vu, tout-à-coup, atteint de maux de reins affreux, qu'il croyait occasionés (et je le pense comme lui), par la suppression de son écoulement. Obligé de rester assez long-temps dans un endroit très-froid, il éprouva en en sortant, un frisson qui dura plusieurs heures ; il prit, d'après l'avis de quelques médecins, plusieurs verres d'eau de fleurs d'oranges et de tilleul. Il n'a pas eu depuis d'autre frisson ; mais la matière de la Gonorrhée n'a point repris son cours ordinaire, et s'est fixée sur la région des reins, où il a éprouvé, pendant un mois, des douleurs très-aiguës, qui ont cédé cependant à l'usage des lavemens émolliens, de laxatifs doux, et de bains tièdes. Depuis ce temps, il n'a cessé de jouir de la meilleure santé.

J'ai souvent attribué des douleurs d'articulations, et même la goutte, à l'effet de la répercussion de la matière des écoulemens dont nous nous entretenons, et j'ai eu occasion de voir plusieurs personnes des deux sexes en être tourmentées jusqu'à ce que, par des topiques fondans appliqués sur les genoux, on fût parvenu à l'en déplacer.

Les hémorroïdes sont encore un accident qui résulte de la répercussion de la matière de la Gonorrhée ou des Fleurs blanches : dans ce cas, cette maladie, qui, comme on sait, est le plus souvent accompagnée des douleurs les plus vives, ne cesse que lorsque l'humeur, soit par le seul effort de la nature, soit par celui de remèdes sagement administrés, retourne sur les parties de la génération, où elle reprend son cours ordinaire.

On a vu aussi l'ophtalmie, la surdité, la migraine, les vertiges, la catalepsie, l'épilepsie, les douleurs rhumatismales, être l'effet de ce genre de métastase. Ballonius (1) nous dit que chez une femme, la suppression des Fleurs blanches occasiona le diabétès à un tel point, qu'il la fit périr.

M. Raulin rapporte que les Fleurs blanches supprimées chez deux femmes, la première, âgée d'environ 25 ans, fut attaquée d'une pulmonie dont elle ne tarda pas à mourir; et la seconde, d'une douleur violente

---

(1) Liv. I, caus. 59.

à la poitrine, et d'une toux accompagnée de temps à autre de crachats teints de sang: celle-ci, dont il ne dit point l'âge, fut plus heureuse que la première, car la toux et la douleur de poitrine cessèrent par le moyen d'un grand régime et de remèdes donnés à propos (*Traité des Fleurs blanches, tom. I. pag.* 141).

Je passe maintenant aux moyens qu'on doit mettre en usage dans le traitement de la Gonorrhée bénigne et des Fleurs blanches.

CHAPITRE X.

Méthode curative.

QUELLES que soient les causes qui donnent lieu à la Gonorrhée bénigne ou aux Fleurs blanches (j'en excepte celles qui, chez les tempéramens chauds, comme le bilieux et le sanguin, sont occasionées par des exercices violens et l'usage excessif des liqueurs fortes (1), il faut tou-

---

(1) Dans ce cas, un régime relâchant et anti-phlogistique est le seul qu'on doive suivre.

jours s'attacher à fortifier l'estomac, ainsi que les parties génitales, dont la faiblesse est assez attestée par la nature même de ces écoulemens, et à évacuer par les selles (car c'est la voie la plus sûre) la matière de la transpiration insensible, habituée, depuis un temps plus ou moins long, à se rendre sur ces dernières parties (1).

---

(1) Les boissons rafraîchissantes ou relâchantes qu'on emploie pour dissiper l'inflammation qui se manifeste, d'une manière souvent cruelle, dans la Gonorrhée virulente, nécessite quelquefois, lorsqu'après la destruction du virus, il subsiste un écoulement chronique et purement muqueux ou glaireux, la méthode curative que nous indiquons ici pour la Gonorrhée bénigne et les Fleurs blanches.

Les remèdes qui doivent entrer dans le traitement de la Gonorrhée ou des Fleurs blanches, sont ou internes ou externes : parmi les remèdes internes, je comprends les purgatifs doux, les martiaux et les stomachiques, tels que l'aurone, l'eupatoire de mesué, la tanaisie, la coraline, la gentiane, le chamædris, la sauge, l'hyssope, la véronique mâle, l'aigremoine, la camomille, la feuille d'oranger, la menthe et l'absynthe ; parmi les remèdes externes, je place les compositions astringentes, telles que la décoction de grenades, de bistortes, de roses de Provins, la millefeuille, la renouée, l'orpin, le plantain, la quintefeuille, la tormentille, l'églantier, le sumac, les feuilles et les fruits du cornouiller, les santaux, l'eau alumineuse. On doit donner les plantes stomachiques en infusion, et leur associer un ou plusieurs des purgatifs qui passent pour évacuer avec beaucoup de douceur, et qui, par conséquent, possèdent le moins de sels âcres, et sont incapables d'irriter.

Quant aux injections que je viens d'indiquer, je n'établirai aucun ordre dans la manière de les employer : c'est au praticien à décider lui-même des circonstances où il doit déterger, dessécher ou astreindre ; je dirai seulement que la dernière indication ne doit être remplie, soit qu'on emploie les injections, soit qu'on fasse usage des bains, que lorsqu'on est certain que ces écoulemens ne reconnaissent pour cause que le délabrement de l'estomac, et le relâchement des ligamens et des vaisseaux des organes sexuels (1); car si, comme il arrive quelquefois, ils étaient occasionés ou entretenus par la qualité âcre et irritante d'un

---

(1) Toutefois, il faut bien prendre garde, dit Ambroise Paré (après avoir vanté l'usage des eaux de Spa et de Plombières pour la guérison des Fleurs blanches), d'arrêter trop tôt tel flux par médicamens répercussifs et astringens, de peur de faire renvoi de cette matière au foie, qui serait cause d'hydropisie, de quelque fièvre ou apostême, de maladies du cerveau, de chancre à la matrice, ou autres accidens; dont, après les choses universelles duement faites, on usera de remèdes qui auront puissance d'astreindre, nettoyer et sécher la matrice et le col d'icelle, avec injections, pessaires, parfums et autres exemples d'une décoction et injection détersive et dessicative. (Liv. XXIV de la Génération, pag. 990.)

virus malin, comme le dartreux, le scrophuleux, le psorique, etc. etc., combinés avec la matière de la transpiration, on pourrait faire le plus grand mal, si, avant de l'avoir entièrement combattu, on recourait aux astringens. Cette réflexion, que je vais appuyer de quelques exemples, me paraît très-propre à faire sentir combien il faut de circonspection et de méthode pour traiter avec succès ces sortes d'écoulemens.

On trouve dans Baillou l'observation suivante : « Une femme avait » depuis quatre ans des Fleurs blan- » ches très-fétides ; elle les arrêta par » le moyen de quelque remède : il » survint un diabétès bien plus dan- » gereux que les Fleurs blanches » qu'elle avait auparavant. Les symp- » tômes de cette nouvelle maladie

» étaient une soif insupportable ; la » langue était desséchée ; la malade » maigrissait à vue d'œil ; sa respi- » ration était d'une odeur cadavé- » reuse ; elle ressentait, à la région » des reins, un froid continuel, » semblable à celui qu'aurait pro- » duit de la glace appliquée sur cette » partie. Elle mourut après quatre » mois de souffrances (1) ».

« Une dame, remarquable par les » plus rares qualités, dit encore » M. Raulin, après avoir tenté inu- » tilement toutes sortes de moyens » pour se guérir des Fleurs blan- » ches qui la fatiguaient depuis long- » temps, se mit dans un bain alu- » mineux qui supprima le perte.

---

(1) Raulin, Traité des Fleurs blanches, tom. II, pag. 258.

» Bientôt après, il se forma un ulcère
» à la matrice ; il survint des hé-
» morroïdes avec des ulcères au
» rectum, et de cruelles douleurs
» dans ces parties ; elle fut attaquée
» d'une phthisie qui fut suivie de la
» mort (1) ».

Un homme de la Rochelle, âgé d'environ 40 ans, vint me consulter, il y a trois ans et demi, pour une Gonorrhée qui lui était survenue à la suite de chagrins vifs, occasionés par la mort d'un fils qui lui donnait les plus belles espérances. Cette maladie datait depuis cinq ans, et quoiqu'on n'eût aucune raison pour la soupçonner vénérienne, elle fut traitée avec le mercure en friction,

(1) *Ibid.* Tom. II, pag. 250.

par des bains froids et des injections astringentes, remèdes qui, joints à l'action de l'atmosphère (car c'était au commencement de l'hiver), arrêtèrent l'écoulement. La véritable cause du mal n'ayant point été touchée, les glandes inguinales se gonflèrent, les articulations s'engorgèrent, et la marche devint pesante. Le malade, à qui on dit que ces engorgemens se dissiperaient peu-à-peu, ne consulta personne, et conserva, pendant tout l'hiver, avec une patience rare, des mal-aises et souvent même de très-grandes douleurs aux parties engorgées. Ce ne fut que vers le milieu du printemps suivant qu'il commença à éprouver quelqu'amendement à ses douleurs, que l'humeur s'atténua, et que les engorgemens se dissipèrent. Mais au lieu de se porter à la surface, et de s'échapper par les voies excrétoires, si multipliées à la peau, cette humeur se porta de nouveau sur les parties génitales, où était un foyer d'irritation, vraisemblablement établi par un vice galeux dont la cure avait été négligée, quelque temps avant la mort de son fils, et l'écoulement reparut. D'autres praticiens que cet homme consulta, ne faisant pas plus d'attention que les premiers à la cause éloignée de cette maladie, l'attribuèrent à une faiblesse locale, et furent d'avis de réitérer l'usage des astringens, ce qui arrêta de nouveau la Gonorrhée, et produisit le même effet que la première fois, c'est-à-dire, l'engorgement des glandes, la douleur des articulations, et la pesanteur dans la marche. C'était encore au commencement de l'hiver, pendant lequel il éprouva les inquiétudes dont je viens de parler : elles ne se dissipèrent qu'au commencement de l'été suivant, mais la Gonorrhée reparut encore. Ennuyé de voir que personne n'avait pu connaître la cause de l'opiniâtreté de sa maladie, il résolut de ne plus rien faire, et de s'abandonner aux seules ressources de la nature; ce ne fut qu'à la sollicitation de ses amis, qu'il se détermina à venir à Paris me demander des conseils.

D'après la confession que me fit le malade, je ne vis rien qui eût dû autoriser l'usage du mercure : tous les moyens employés dans le principe, loin d'atteindre le vice qui devenait la cause de cet écoulement, n'avaient fait que la rendre plus difficile à détruire, en exaspérant les humeurs; mais lorsqu'on ne juge une maladie que par les symptômes, et qu'on ne doute jamais des effets du mercure, on croit que, lorsqu'il a été employé le temps présumé nécessaire pour détruire ce vice dans la Gonorrhée, on peut aveuglément administrer les répercussifs : c'est ainsi que raisonnèrent ceux qui traitèrent cet homme, dont le sort était d'autant plus à plaindre, que sa Gonorrhée, de peu de conséquence dans l'origine, et facile à guérir, était devenue très-grave, et était accompagnée de maux de nerfs qui rendaient sa vie très-pénible.

Je ne doutai pas que le vice psorique ne jouât le plus grand rôle dans cette maladie, et qu'en le combattant avec méthode, je ne parvinsse à la dissiper entièrement. Je conseillai le traitement ci-après; je ne changerai rien au style.

« Vous commencerez votre traitement par la décoction n°. 1; vous en prendrez cinq verres par jour, deux à jeun; le premier, une heure avant dîner, les deux derniers, cinq heures après; vous observerez de placer, entre ces deux verres, un intervalle d'une heure, vous ajouterez à cette boisson, d'un jour l'un, pendant les quinze premiers jours, et ensuite, de trois jours en trois jours, jusqu'à la fin de votre traitement, un gros de follicules et autant de sel d'epsom; au bout de quinze jours, vous emploierez la composition n°. 2.

Décoction n°. 1.

« Racine de bardane, une demi-once,

« Racine de patience fraîche, *idem*.

» Pour environ une pinte d'eau. La racine de bardane doit bouillir deux minutes, la patience n'a besoin que d'infuser; on laissera reposer demi-heure, on passera dans un linge fin, et vous en prendrez aux heures indiquées ci-dessus.

Composition n°. 2.

» Sel marin et chaux vive, deux onces de chaque, réduits l'un et l'autre en poudre très-fine; fleur de souffre, *idem*; on mêlera ensemble ces trois objets, et on en formera seize doses, de trois gros chaque; on partagera chaque dose en deux portions, une pour le matin et l'autre pour le soir; on composera avec ce mélange et quantité suffisante d'huile d'olive, une espèce d'onguent, dont vous vous frotterez les articulations, jusqu'à ce que tout soit introduit dans le sang ». Comme le traitement dura un mois, on prépara deux fois le même remède.

Après un mois d'usage des moyens curatifs que je viens d'indiquer, le malade s'est trouvé parfaitement bien; trois hivers se sont passés sans qu'il ait eu la moindre atteinte des accidens qui l'avaient tourmenté les hivers précédens, et il y a tout lieu de croire qu'il est guéri pour toujours.

Si, comme il arrive quelquefois, la Gonorrhée ou les Fleurs blanches sont entretenues par un vice dartreux, il est rare qu'elles ne cèdent point au traitement que je viens de prescrire pour la gale : je conseille donc d'y recourir toutes les fois qu'on reconnaîtra la présence de ce virus.

M. L****, âgé d'environ 36 ans, vint me consulter, il y a quatre ans, au sujet d'une Gonorrhée qui durait depuis six mois. Les cuissons, la tension, la courbure de la verge et la couleur verdâtre de la matière, pouvaient la faire juger vénérienne; mais comme cet homme n'avait rien à se reprocher, et que cette maladie avait succédé à des chagrins très-vifs, je la considérai et la traitai comme bénigne. Au bout de quatre mois, son état étant le même qu'avant d'avoir commencé les remèdes que je lui avais conseillés, j'en conclus qu'un virus malin, mais non vénérien (car je n'avais rien négligé pour découvrir la présence de ce dernier) entretenait cet écoulement extraordinaire. Je me déterminai à lui faire beaucoup de questions, et j'appris que, dix-huit mois auparavant, ayant couché, dans un voyage, avec un de ses amis qui avait un sang évidemment dartreux, ce vice lui avait été inoculé, et qu'il n'avait presque rien fait pour le détruire, quoiqu'il eût paru des dartres sur plusieurs parties de son corps. D'après un pareil aveu, je n'hésitai pas d'attribuer au virus dartreux, sinon l'existence de son écoulement, au moins la résistance qu'il avait opposée à la méthode curative que je lui avais fait adopter. Je l'engageai à ne point se déconcerter, et à suivre le traitement ci-dessus indiqué, et nous eûmes la satisfaction de voir qu'au bout de cinq semaines, son écoulement, dont la matière ne tarda pas à acquérir un meilleur caractère, n'existait déjà plus. Cet homme n'a cessé de jouir depuis d'une excellente santé. Depuis que cet ouvrage a été rendu public, j'ai eu occasion d'observer plusieurs fois des Gonorrhées du même genre, qui ne se seraient point terminées si les malades n'eussent consenti à suivre le même traitement.

Il arrive encore quelquefois que, par l'effet d'un très-grand appauvrissement dans les liqueurs, cette maladie résiste au traitement ordinaire, parce qu'elle se trouve unie avec le scrophule ou le scorbut; il faut donc varier la méthode curative, suivant ses diverses complications. Cette recommandation est d'une importance telle, que si on n'y avait point égard, il serait impossible d'obtenir un succès complet : je dirai plus, il serait impossible de ne pas aggraver la maladie. Ce ne sont point, au reste, les gens de l'art qui ont besoin de ces avis, mais ceux qui, peu versés dans les connaissances de la médecine, se trouvent attaqués des écoulemens dont il s'agit ici. Je pourrais, si je le croyais nécessaire, rapporter plusieurs faits qui prouvent que, lorsque ces écoulemens résistent aux remèdes indiqués, c'est qu'ils sont entretenus par un vice d'une nature étrangère, et beaucoup plus maligne que l'humeur de la transpiration. Il faut donc, je le répète, en ce cas, s'occuper fortement à chasser du sang le vice que l'on présume être la cause de leur longue, résistance ce qui se reconnaît à des symptômes particuliers.

Ce raisonnement ne plaira point

à ceux qui préconisent des spécifiques pour la Gonorrhée ou les Fleurs blanches; mais je dois, par état, ces éclaircissemens utiles à certaines personnes qui se livrent, sans réflexion, au traitement que le premier venu leur présente. Il faut donc remonter à l'origine des maux dont nous parlons, en rechercher avec attention les causes éloignées, et examiner également, avec scrupule, celles qui peuvent les avoir déterminées.

Quelques auteurs ont contesté l'efficacité des toniques et des purgatifs dans la Gonorrhée, principalement dans les Fleurs blanches; mais on ne doit point être surpris d'une pareille erreur, si l'on sait que ceux qui l'ont répandue, ne connaissaient que des purgatifs propres à crisper les solides, et des toniques capables d'augmenter l'activité du foyer d'irritation ; qu'ils les employaient toujours séparément, et qu'ils ne s'attachaient point à les combiner et les doser suivant la nature des tempéramens et la force des malades.

Je conviens que s'il est une circonstance où les purgatifs puissent nuire, c'est dans celle-ci, qui n'existe presque jamais sans que les nerfs soient plus ou moins affetés; mais lorsqu'on ne peut accuser de ce dernier accident que l'humeur transpirable, qui est la matière de la Gonorrhée bénigne et des Fleurs blanches, on ne doit pas craindre d'employer les médicamens qu'on sait propres à l'évacuer avec douceur, en même temps qu'ils fortifient.

Il faut, je le répète, unir des purgatifs doux aux végétaux toniques que j'ai désignés au commencement de cet article, ou d'autres pris dans la même classe, les combiner avec sagesse, les employer avec modération, et à une dose suffisante pour procurer chaque jour une ou deux évacuations. En suivant cette marche, on dirigera l'humeur sur le tube intestinal; on l'habituera, bien mieux, on la forcera à s'y rendre insensiblement, et à abandonner par conséquent les conduits par lesquels elle se portait sur les parties génitales, dont le ressort se rétablira. Dès-lors, il n'y aura plus d'autres excrétions que celles qui sont naturelles à ces parties, et qui dépendent, pour me servir des expressions de Raulin, « d'une uniformité » constante de la circulation des

» liquides, des oscillations et des » directions des solides. (1) »

Mais la combinaison des purgatifs doux avec les toniques, méthode que je propose après l'avoir éprouvée, ne saurait suffire lorsque la Gonorrhée est entretenue par un vice scorbutique ou scrophuleux; il faut savoir encore se conduire suivant l'un de ces deux cas, et associer les purgatifs, tantôt avec les toniques, tantôt avec les anti-scorbutiques ou les anti-scrophuleux.

Il est un autre genre de complication qui ne peut point échapper à l'œil de l'observateur attentif, et à portée de rencontrer dans sa pratique plusieurs personnes attaquées

---

(1) Raulin, Traité des Fleurs blanches, page 70.

de la Gonorrhée simple ou des Fleurs blanches : c'est lorsque ces écoulemens coïncident avec l'engorgement de quelques organes importans, comme le foie et les reins, les intestins, les glandes du mésentère. Il faut donc encore avoir égard à la matière de ces engorgemens, s'assurer, autant que faire se pourra, si elle est susceptible d'être atténuée et évacuée, ou si elle n'a point acquis, par un séjour trop long, le caractère squirreux. Dans le premier cas, les purgatifs et les toniques conviennent, et sont même nécessaires, ainsi que je viens de le dire; dans le second, ils nuisent infailliblement.

C'est sans doute ce défaut d'attention qui a fait croire qu'il ne fallait jamais avoir recours aux purgatifs dans la Gonorrhée ou les Fleurs blanches. On a la même réserve à l'égard des hémorroïdes (maladie dont la cause, comme je l'ai déjà dit dans cet ouvrage, ne diffère nullement de celle qui produit la Gonorrhée et les Fleurs blanches) : j'ai vu plusieurs personnes préférer les tourmens qui résultent de l'action que l'humeur morbifique, toujours plus ou moins âcre, exerce continuellement sur les ramifications nerveuses qui se distribuent à l'anus, à faire des remèdes propres à les débarrasser de cette incommodité si gênante.

Je saisirai cette occasion pour relever une autre erreur qu'il faut peut-être encore attribuer à la mauvaise application qu'on aura faite des toniques et des purgatifs ; c'est celle qui fait considérer comme dangereuse la guérison des hémorroïdes, que quelques auteurs regardent, surtout lorsqu'elles fluent, comme un bienfait d'autant plus grand de la nature, qu'on évite par-là une foule d'accidens. « Que les partisans des » hémorroïdes, dit *Hilchen*, les » ventent tant qu'ils voudront; qu'ils » en élèvent l'utilité jusqu'aux nues : » quant à nous, assurément, nous » croyons être en droit de les re» garder toujours et méritoirement » suspectes : car le flux hémorroïdal » est un apanage des santés chan» celantes, et ces merveilles, que » les médecins hémorroïdaux se pro» mettent, ne produisent souvent » que des effets très-fâcheux (1). »

(1) Tissot, lettre de Tissot à M. Zimmermann, page 49.

Ce que dit *Hilchen* des hémorroïdes, je le dirai de la Gonorrhée et des Fleurs blanches, que je considère aussi comme l'apanage des santés faibles. Si dans le nombre des individus qui ont à se plaindre de ces écoulemens, il s'en rencontre d'assez favorisés de la nature pour n'en être point incommodés, beaucoup plus sont dignes de la pitié des gens de l'art, qui doivent s'efforcer de les en débarrasser, d'autant plus que ces maux résultent du délabrement des organes les plus essentiels à la vie. Sans doute, il est des cas où ces écoulemens sont utiles chez quelques individus, parce qu'ils produisent tout l'effet d'un cautère; mais, en supposant que tout cela fût toujours, doit-on, à 25 ans, se résoudre à conserver de pareilles évacuations, lorsqu'il est possible de s'y soustraire sans danger, et surtout lorsqu'ils existent dans des parties où ils peuvent occasioner les accidens les plus graves.

On m'objectera bien certainement que presque toutes les fois qu'on a essayé de guérir les hémorroïdes, la Gonorrhée ou les Fleurs blanches, on a vu peu de jours après se déclarer, soit des douleurs à la tête, ou des esquinancies, ou des maladies de poitrine, ou la cardialgie, ou enfin des engorgemens rebelles dans les viscères du bas-ventre. Je conviens de ces faits; mais ils prouvent, en général, un défaut de méthode dans la manière de traiter les premiers accidens, et non l'obligation de les laisser subsister; ils prouvent souvent aussi le peu d'importance qu'on met à étudier et à combattre les diverses affections qui les accompagnent. J'ose donc assurer que leur guérison ne peut être dangereuse que, lorsqu'au lieu d'attaquer l'humeur morbifique par des remèdes internes, aussi doux que sagement combinés, suivant les circonstances où se trouvent les malades, on en emploie de violens, et plus capables de troubler les sécrétions et d'affaiblir la machine animale, que de la débarrasser de son véritable ennemi.

Je dois encore indiquer les remèdes qui joignent à la propriété de donner du ton, celle de vulnéraire, et qui, par conséquent, doivent être employés dans les Fleurs blanches, lorsqu'il existe des ulcérations dans la matrice; je veux parler du baume de la Mecque, de Copahu, du Pérou, du Canada : le cachou est encore un excellent stomachique vulnéraire et astringent ; on doit donc y avoir recours.

---

*

CHAPITRE X.

Les bains froids peuvent-ils entrer dans le traitement de la Gonorrhée ou des Fleurs blanches? Manière de les prendre sans danger.

PARMI les moyens indiqués dans la cure de la Gonorrhée chronique simple et des Fleurs blanches, on remarque les bains froids, que les médecins les plus célèbres ont recommandés, sans doute parce qu'ils ont pensé, et avec raison, que ces écoulemens étaient ou produits, ou entretenus par le relâchement; mais, comme je crois l'avoir déjà fait sentir, le relâchement n'est quelquefois qu'un effet secondaire, et occasioné par l'irritation qu'exerce sur les parties génitales un virus âcre et malin (1). Outre le saisissement incommode et même insupportable que les bains froids occasionent chez certains individus, on ne peut les employer sans danger qu'autant qu'on a la certitude que ce virus est

(1) Voyez à la fin de ce petit ouvrage une observation de M. Raulin, concernant des Fleurs blanches occasionées, selon cet auteur, par le relâchement seul de la matrice, lequel relâchement paraît avoir été produit par la même cause d'irritation. Cette observation est intéressante, en ce qu'elle offre une preuve d'une sensibilité organique peu commune.

entièrement combattu ; mais comment s'en flatter, lorsque ces écoulemens sont très-anciens, et qu'ils n'ont point changé de caractère par un traitement méthodique.

Les anciens se baignaient dans la mer, les lacs et les fontaines ; les bains domestiques, chauds et tempérés, furent ensuite établis : on n'en connaissait point d'autres. Ce ne fut que vers l'année 700 de la fondation de Rome, qu'on s'aperçut des avantages des bains froids. Euphorbe et Ant. Musa, son frère, médecins célèbres alors, développèrent leurs vertus et les avantages qu'on pouvait en retirer : c'est d'eux que nous avons appris que les bains froids raffermissent les solides relâchés des corps des animaux, et qu'ils fortifient leurs membres. On ne tarda point à adopter cette doctrine, et l'on établit des bains froids domestiques, dont l'usage, depuis ce temps, est devenu familier, et dont j'ai vu les plus heureux effets dans plusieurs maladies.

Tous les médecins conviennent des grands avantages que ces bains peuvent procurer, pourvu qu'on n'en fasse point usage avant d'avoir pris tout son accroissement. « Les » bains froids, nous dit Galien, » sont d'une très-grande utilité; » mais il faut les employer à propos, » pour qu'ils ne puissent pas nuire: » ils ne conviennent point à tous les » âges; ils sont dangereux dans l'en- » fance, même dans la jeunesse, » jusqu'à vingt-un ans: avant cet » âge, ils empêchent de croître, et » dérangent la santé; les pituiteux,

» les femmes délicates, celles qui » sont d'un tempérament faible et » débile, et les vieillards (ce que » j'ai également observé), sont » exposés aux mêmes inconvéniens : » ces bains ne conviennent même » pas dans toutes les saisons de » l'année ; le temps le plus opportun » pour en faire usage, est le milieu » de l'été ; on doit choisir pour se » baigner, des jours clairs et se- » reins.

» Lorsque l'homme a pris toute » sa croissance, continue *Galien*, » qu'il réunit en lui toutes les con- » ditions nécessaires pour pouvoir » en faire usage, il doit s'y accou- » tumer peu-à-peu : par ce moyen, » s'il les prend avec sagesse, il for- » tifiera son corps et ses membres,

» sa peau s'affermira et se durcira, » il se mettra en état de n'être point » surpris, affecté par des accidens » tels que ceux qui proviennent des » promptes variations du ressort de » l'air, des grands changemens du » froid au chaud, ou du chaud au » froid, des passions de l'âme, etc. »

Galien veut encore que l'eau ne soit ni tiède, ni excessivement froide; qu'elle soit claire, limpide, et sans limon sur tout, qu'elle ne soit point marécageuse. Ceux qui prennent des bains froids, ajoute cet auteur, ne doivent point être fatigués par des vomissemens, des cours de ventre, d'autres évacuations, ni par aucun mal-aise qui tienne de l'irritation. Il veut que, pendant leur usage, on tienne le ventre libre, et qu'on ne se baigne qu'à jeun; qu'on se jette tout-à-coup dans l'eau, et de façon que toutes les parties du corps soient submergées au même instant : il y aurait à craindre, selon lui, qu'en s'y mettant successivement, partie par partie, la surprise de celles qui sont submergées ne causât dans les autres, des dérangemens, des frissons, et des mouvemens convulsifs. Il pense, et avec raison, que tout le corps submergé à-la-fois, est plus en état de résister à la surprise et aux impressions du bain froid, que s'il ne l'était que successivement et par parties. Il n'est point d'avis qu'on demeure long-temps dans l'eau froide, parce qu'il pourrait en résulter des accidens fâcheux. Les frictions en sortant du bain, et continuées jusqu'à ce que la peau soit réchauffée, lui paraissent très-avantageuses (1).

Le même auteur nous dit encore dans ses commentaires sur les aphorismes d'Hippocrate, sect. V, *que les bains d'eau froide retiennent et réunissent la chaleur naturelle lorsqu'elle est forte, mais qu'ils la détruisent lorsqu'elle est faible.* Hippocrate lui-même avait jugé que le froid était capable de produire des convulsions et des ecchymoses. La plupart des auteurs modernes assurent, et je partage leur sentiment, que les bains froids crispent et roidissent par un contact immédiat, les fibres nerveuses, et produisent

---

(1) De son temps, on avait l'habitude de s'oindre d'huile après les frictions.

mille sortes de spasmes et d'autres accidens.

« Une veuve, potière d'étain, âgée
» d'environ 60 ans, dit M. Raulin, était
» incommodée depuis quelque temps
» d'une affection mélancolique : on
» lui conseilla les bains froids ; elle
» s'y jeta dans le mois de janvier
» 1758, de façon que son corps fut
» submergé tout à-la-fois : dans
» l'instant, elle y devint maniaque ;
» quelques momens après, elle tomba
» en convulsions, et mourut en cet
» état. Cet accident arriva dans la
» paroisse Saint-Barthélemy. Ses
» membres demeurèrent, après la
» mort, tendus, roides et inflexibles;
» sa peau était devenue aussi dure
» que du cuir desséché. M. Missa,
» docteur-régent de la faculté de
» médecine de Paris, avait conseillé

» de faire précéder les bains par des « précautions qu'on ne prit pas : il » avait recommandé surtout de ré- » pandre de l'eau chaude autour du » corps de la malade, dès qu'elle » serait dans le bain, pour servir de » ressource à la chaleur naturelle, » qui n'aurait point été éteinte par » l'eau froide, si l'on avait mis cette » précaution en usage. Les avis du » sage médecin n'étaient point con- » formes au préjugé du public ; on » négligea ou on refusa de les sui- » vre, et la malade en fut victime. » *Traité des Fleurs blanches, tom. II, page* 284.

Hippocrate s'exprime ainsi, *Apho- risme* 18, section première. « Le » froid est un ennemi des os, des » dents, des nerfs, du cerveau et » de la moëlle de l'épine. » *Apho-*

risme 24, section V : « Les choses » froides, comme la neige et la » glace, nuisent au poumon, cau- » sent des catarres, et déterminent » la transpiration sur les glandes sa- » livaires, ce qui fait beaucoup cra- » cher. »

Cheyne, médecin anglais, de la société royale de Londres, qui, au commencement de ce siècle, s'acquit une réputation distinguée, s'élève avec force contre l'abus qu'on fait des bains froids, et regarde comme téméraire l'usage où est le peuple de se précipiter dans l'eau froide. « Le » corps, dit-il, en est trop subite- » ment surpris et comprimé; il est « à craindre que la force et l'extrême » rapidité de la circulation du sang, » occasionée, excitée par la froi- » deur de l'eau, ne fasse rompre

» quelques petits vaisseaux; il vaut » beaucoup mieux s'élever au-dessus » du bain, en tenant une corde atta- » chée au plafond, et descendre par » degrés dans la baignoire, les pieds » les premiers; de fléchir ensuite » les genoux, et de plonger la tête » dans l'eau, mais ne la laisser sub- » mergée qu'un instant, pour ne » point interrompre la respiration; » il faut la replonger deux ou trois » fois, sortir du bain, se faire faire » des frictions sur tout le corps, et » s'habiller. »

Ce qui donne à croire que Cheyne craignait beaucoup l'usage dangereux de se plonger dans l'eau froide la tête la première, c'est que, outre les précautions dont je viens de parler, il conseille de mouiller la tête, avant que d'entrer dans le bain, avec des éponges imbibées d'eau froide. On sent bien que la conduite de Cheyne était réglée sur la délicatesse des vaisseaux du cerveau et des fibres, et que les précautions avec lesquelles il veut qu'on entre dans les bains froids, n'ont pour motif que la crainte d'affecter cet organe; mais s'il a été d'un avis opposé à Galien, c'est qu'il n'a point assez fait attention à la nature du climat qu'habitait ce grand homme : d'ailleurs, Galien ne voulait pas qu'on prît ces bains dans d'autres saisons qu'au milieu de l'été, et qu'en plein midi; l'eau ne devait être alors ni tiède, ni trop froide : cette qualité de l'eau, jointe aux précautions recommandées, devait nécessairement beaucoup diminuer, pour ceux qui s'y plongeaient tout-à-coup, les inconvéniens dont parle Cheyne. Quoi qu'il en soit, les bains froids produisent de bons effets dans certaines maladies, et surtout dans les affections nerveuses ; mais l'eau ne doit acquérir sa qualité froide que par degré, il faut toujours que pour entrer dans le bain, sa chaleur soit égale à celle du sang, et qu'elle n'acquierre que peu-à-peu cette froideur extrême qui est nécessaire pour concentrer la chaleur naturelle, et lui donner de l'énergie. Il faut faire en sorte que l'eau chaude contenue dans le bain, s'écoule par un robinet, en proportion de ce qu'on en met de froide. Les bains construits sur les rivières, sont très-propres à cette opération : par ce moyen, les malades ne sont nullement saisis, leurs nerfs n'éprouvent point de ces crispations si contraires aux intentions de la nature, et ils peuvent rester sans accident dans le bain, un temps beaucoup plus long.

S'il est aussi difficile de placer à propos les bains froids dans le traitement de la Gonorrhée et des Fleurs blanches, qu'il est dangereux de les employer, ainsi qu'on les a conseillés jusqu'à ce jour, lors même qu'ils paraissent indiqués par le relâchement des solides, on ne doit pas être moins circonspect à ordonner les bains à une chaleur plus ou moins tempérée : quoique propres à ranimer la transpiration, ils ne pourraient que nuire, toutes les fois que ces écoulemens durent depuis longtemps, et qu'ils se rencontrent chez des sujets faibles et cacochymes. Il ne faut cependant point les négliger; comme calmans, ils peuvent être très-utiles, lorsque les sujets sont jeunes, d'un tempérament bilieux ou sanguin, et que les accidens dont il s'agit, sont produits par l'usage excessif des liqueurs et du coït, par des exercices violens, et par l'impression vive et prolongée des désirs voluptueux.

On a aussi proposé de recourir à la saignée, dans le traitement de la Gonorrhée bénigne et des Fleurs blanches; mais en supposant que la diminution du volume du sang pût rendre quelque service dans ce genre d'accident, ce ne pourrait être que dans le cas où j'ai dit que les bains tièdes convenaient : hors ces circonstances, une telle opération ne peut que nuire chez les individus dont la fibre est lâche et noyée d'une matière séreuse et abondante, lorsque leur maladie dure depuis long-temps, et surtout lorsqu'elle a été déterminée par des chagrins vifs ou des masturbations multipliées.

Ce que je dis de la saignée, je l'affirmerai également des boissons rafraîchissantes, qui ne peuvent que préjudicier dans ces derniers cas, tandis que dans les premiers elles sont d'une nécessité impérieuse.

La plupart des praticiens conseillent aussi les cautères dans les Fleurs blanches; mais si ces moyens doivent être de quelqu'utilité, c'est plutôt dans la Gonorrhée des hommes que dans celle des femmes : je n'ai jamais vu d'effets sensibles opérés par les cautères chez ces dernières, tandis que chez les hommes, je les ai vu souvent obtenir les plus heureux succès; mais je leur préfère les vésicatoires; 1°. parce que donnant issue à un plus grand volume d'humeur, ils font une diversion beaucoup plus prompte de la matière de l'écoulement, et par conséquent plus avantageuse; 2°. qu'on les conserve bien moins long-temps; 3°. enfin qu'on les abandonne avec beaucoup moins de danger.

D'autres moyens curatifs ont encore été proposés, particulièrement pour les Fleurs blanches; ce sont les sudorifiques. Baglivy propose la décoction de sassafras pour fortifier les fibres relâchées. Hoffmann, qui avait adopté les mêmes idées, voulait que pour attirer l'humeur de la transpiration à la surface, on exposât les malades à la vapeur d'une infusion de camomille, de mélilot, de petit chêne, de marjolaine, d'yvette, de polium montanum, d'armoise, de mélisse, de laurier, d'hyeble, de fleurs de stoecas. D'autres auteurs, qui ne doutaient point que cette humeur ne jouât le plus grand rôle dans les Fleurs blanches, ont ordonné la décoction de squine et de gayac; mais je n'adopte point entièrement la méthode de faire suer abondamment ces malades.

Si par une crise bienfaisante de la nature, la matière de la transpiration abandonnait les parties génitales pour se porter à la peau, il faudrait seconder cette crise par des sudorifiques, parce qu'on pourrait en espérer la fin de la maladie; mais dans le cas contraire, on doit éviter tout moyen propre à donner un trop grand ton aux solides, et à enlever à cette humeur, toujours disposée à s'épaissir le liquide, à l'aide duquel elle peut se déplacer. Cependant je suis loin de désapprouver l'usage des bois dont je viens de parler: leur qualité tonique les rend trop précieux dans cette maladie, comme dans la Gonorrhée de l'homme, mais ils ne doivent point être employés seuls, leur faculté sudorifique nuirait beaucoup s'ils n'étaient alliés à des purgatifs doux; on sera certain que par cette amalgame, l'humeur morfique sera tout-à-la-fois, et dans le même instant, détrempée et évacuée par une voie qui n'est sujette à aucun inconvénient

CHAPITRE XI.

Indications rélatives.

Je viens de parler des règles générales qui doivent être observées dans le traitement de le Gonorrhée ou des Fleurs blanches : je crois avoir suffisamment fait sentir l'avantage des purgatifs et des toniques, et réfuté les idées qui les faisaient considérer comme nuisibles dans le traitement de ces affections. Je crois avoir également démontré avec clarté, combien est erronée l'opinion vulgaire qui s'oppose à leur guérison, et combien on doit être circonspect toutes les fois qu'il faut prononcer sur la nature des bains, de la saignée et des rafraîchissans. Il me reste actuellement à donner des conseils relatifs à la conduite que doivent tenir les malades, et au choix qu'ils doivent faire parmi les alimens usuels, pendant, et même quelque temps après leur traitement.

On se rappelle que j'ai dit que des ulcérations, quelquefois chancreuses, étaient souvent l'effet du séjour de la matière morbifique sur différens points des organes de la génération : ces plaies, qui sont plus ou moins anciennes, doivent exciter l'attention de l'homme de l'art; c'est en les soignant, en les détergeant plusieurs fois dans le jour, qu'on parvient à calmer l'irritation, qui souvent produit seule le relâchement de la matrice, et attire sur cet organe l'humeur de la transpiration, qui finit par s'y déposer, souvent en très-grande quantité. C'est par de pareilles précautions que j'ai vu se terminer des écoulemens qui semblaient vouloir se perpétuer.

Ces ulcérations sont toujours faciles à apercevoir chez les femmes (1);

---

(1) On a vu dans le cabinet d'histoire naturelle de M. Bertrand (*à Paris*, *au palais royal*), à l'intérieur du vagin d'une femme, qui s'est donné la mort en se masturbant, deux chancres de la largeur d'une pièce de trois francs.

Nous croyons devoir dire, puisque nous avons occasion de parler de ce cabinet, devenu de plus en plus intéressant qu'il

mais il n'en est pas de même chez les hommes, et ce n'est pas encore une chose bien décidée, si elles peuvent exister à l'intérieur de l'urètre (1). Je ne chercherai point à

---

méritait une place distinguée parmi les établissemens précieux de la capitale; là, mieux encore que par la lecture de livres composés pour détourner les jeunes gens du vice de la masturbation et des femmes libertines, ils apprennaient à avoir en horreur une conduite aussi préjudiciable à la santé que funeste à la propagation.

(1) « Beaucoup de praticiens estimables nient qu'une telle ulcération puisse jamais être produite à l'intérieur de l'urètre par la Gonorrhée, la secrétion augmentée leur paraît exactement semblable à ce qui se passe dans le catarrhe. Mais cette compa-

éclaircir cette question : il me suffit de dire que l'expérience m'a prouvé

---

raison pèche en ce que le catarrhe irrite également toute la membrane pituitaire; au lieu que dans la Gonorrhée, il n'y a que quelques points de l'urètre qui semblent être lésés. Ordinairement le mal ne s'étend guère qu'à un pouce et demi le long du canal : souvent il se borne, surtout dans le commencement, à un seul point situé à un pouce au-dessus de l'extrémité du gland; l'écoulement provient de cette partie de l'urètre où la douleur se fait sentir ; et lorsque le malade rend son urine, il n'éprouve aucune cuisson avant qu'elle ne touche à ce point inflammatoire. A mesure que le mal augmente, l'inflammation affecte un plus grand nombre de points, précisément de la même manière que les chancres s'étendent à la surface du gland.

» On pourrait croire que la dissection

que les moyens détersifs hâtaient de beaucoup la guérison de la Gonor-

---

anatomique a déjà éclairci cette matière et terminé la question ; mais il n'en est rien. J'ai examiné l'urètre de plusieurs personnes qui avaient la Gonorrhée au moment de leur mort : trois fois l'intérieur de ce canal m'a présenté, comme dans les cas rapportés par Morgagny (*de sedibus et causis morborum*), quelques traces profondes d'une couleur rougeâtre, et recouverte de mucus sans aucune apparence d'ulcération. Etant à Paris, j'ai assisté à deux ouvertures, où les spectateurs crurent reconnaître évidemment des marques d'ulcération. Nous examinâmes plus soigneusement avec une lentille ; pour moi, j'avoue que je ne trouvai pas de quoi me décider avec certitude.

» D'un autre côté, j'ai vérifié dans plusieurs sujets ce que l'on trouve attesté par différens anatomistes, concernant les cica-

rhée bénigne et des Fleurs blanches; je conseille donc d'y avoir recours

---

trices manifestes d'anciens ulcères du conduit de l'urètre. Et si l'on fait attention à la teinte sanguignolente, mêlée quelquefois à la matière de la Gonorrhée, on ne doit douter ni de la rupture de quelques petits vaisseaux sanguins, ni même de la possibilité de l'ulcération, qui souvent s'offre à la vue près l'orifice du canal. Il est certain que dès que l'inflammation est considérable, l'ulcère est à craindre. D'ailleurs, nous voyons à la suite d'une Gonorrhée négligée ou mal traitée, les fistules du périnée et d'autres ulcères pénétrans de l'urètre, qui donnent passage à l'urine. Il n'y a point de doute que de légères excoriations du canal aient lieu fréquemment, et s'effacent ensuite, comme il arrive à l'égard des amygdales, des papilles de la langue, des bords des paupières, etc. Une pareille oblitération s'olong-temps avant que d'employer les astringens, dont l'usage, comme je

---

pérera très-vite dans une partie telle que l'urètre, défendue par un mucus, et nullement exposée à l'air, dont l'effet est d'endurcir la cicatrice.

» Tout bien considéré, l'idée la plus raisonnable que l'on puisse se former des causes et des phénomènes de la maladie, sera peut-être que les particules du virus vénérien, mêlées pendant le coït, avec le sperme et le mucus, peuvent être attirées dans le canal, à une certaine hauteur où l'irritation qu'elles occasioneront, sera relative à l'âcreté de la matière infectante, à l'irritabilité et aux autres dispositions du malade. Les conséquences de cette irritation, seront l'inflammation et une plus grande sécrétion de mucus : jusques là, il n'est question que d'un vice local. Mais il arrivera de temps en temps, comme dans les autres inflammations, que l'ulcé-

l'ai déjà dit, doit être reculé jusqu'à ce qu'on n'ait plus à appréhender la présence d'un virus capable de s'opposer à la guérison de cette maladie, il est aussi très-avantageux d'allier les fondans aux détersifs, lorsqu'il s'agit de dissoudre des pustules endurcies, des tubercules et des verrues, que j'ai dit être également un effet du dépôt de la matière de ces écoulemens sur différens points des parties génitales; je proposerai un fondant aussi simple qu'efficace, et

---

ration succédera; et le malade encourra le danger d'une infection constitutionnelle; cela peut même arriver sans cette ulcération, dont la preuve, comme je l'ai déjà observé, n'est pas de première évidence. *Foart Simons, Observ. sur le Trait. des Maladies Vénér., page 17.*

qui peut être appliqué extérieurement, c'est le suif fondu. Lorsque les tumeurs sont peu considérables, on prend du suif à la partie la plus élevée d'une chandelle allumée, par conséquent très-près de la mèche, on en couvre les parties qu'on veut faire fondre. L'épaisseur doit être environ d'une pièce de six liards. On peut répéter cette opération plusieurs fois le jour, et même la nuit, si on se réveille.

Situation que doivent observer les femmes lorsqu'elles s'injectent.

Soit que les injections aient la propriété de resserrer, soit qu'elles aient celle de détremper l'humeur morbifique, souvent tenace, et placée dans les différens replis du vagin, elles ne peuvent produire l'effet qu'on en attend, qu'autant que la matière injectée séjourne quelque temps ; il est donc nécessaire de savoir comment on doit se comporter pour y réussir.

La malade se placera sur un matelas, le derrière élevé par le moyen d'un coussin un peu gros ; l'injection finie, elle fera croiser ses cuisses et ses jambes, elle les serrera en les fléchissant sur le derrière.

Si les conseils que je viens de donner doivent être suivis par les personnes du sexe chez qui la Gonorrhée est indépendante d'aucun vice malin, ils doivent l'être à plus forte raison par celles qui ont à se plaindre du contraire, car on compte quelquefois autant sur les injections qui doivent être relatives à la nature du vice que l'on soupçonne, que sur les remèdes pris interieurement; on conçoit, du reste, que la structure des organes de la génération chez l'homme, le dispense des précautions que je viens de recommander pour les femmes, et qu'il suffit de lever avec la main le bout de la verge.

CHAPITRE XII.

Du régime que l'on doit observer pendant le traitement de la Gonorrhée bénigne et des Fleurs blanches.

Les moyens que je viens de proposer pour les cas les plus fréquens de la Gonorrhée bénigne ou des Fleurs blanches, ne produiraient point tout l'effet qu'on peut en attendre, s'ils n'étaient secondés par un régime analogue : chaque malade doit, à cet égard, examiner lui-même ce qui lui convient et l'incommode, mais tous doivent éviter les alimens d'une digestion difficile pour les estomacs froids, comme le veau, l'agneau, le porc, le lait, la pâtisserie, les acides et les crudités.

Les alimens qui servent à l'homme, comme je l'ai dit dans le Traité des Glaires, ne sont point répartis également sur tous les points du pays qu'il habite; il faudrait donc, pour prescrire un régime positif, l'approprier à toutes les localités, ce qui serait impossible; mais les personnes attaquées des écoulemens dont nous nous sommes occupés dans cet ouvrage, surtout lorsqu'ils ont acquis le caractère chronique, doivent, pendant leur traitement, s'en tenir à la nourriture la plus saine; le bœuf, le mouton, la volaille, soit rôtie ou bouillie, seront préférés aux viandes blanches que je viens de défendre.

Parmi les différentes espèces de

poisson, la sole, la limande, le brochet, seront aussi préférés, comme étant plns légers, aux harengs, à l'anguille, à la morrue et au saumon; les œufs cuits de toutes les manières conviennent parfaitement. On s'abstiendra de liqueurs et même de vin pur; les médecins seuls décideront des circonstances où l'on pourra se permettre d'en boire de temps à autre.

Les personnes habituées à prendre du café, le prendront sans lait : les salades de cresson, de céleri, et toutes celles qui sont amères, peuvent seconder parfaitement l'usage des remèdes, mais le vinaigre doit être épargné.

Le pain qu'on mangera journellement doit être bien cuit et rassis, il serait même à propos qu'un pain de deux livres restât au four autant de temps qu'un pain de trois livres.

Conseils sur la nécessité de suivre un régime, quelque temps après la guérison de la Gonorrhée et des Fleurs blanches.

Il faut avoir de la persévérance dans le régime de vie après la guérison de la Gonorrhée ou des Fleurs blanches, car il pourrait se faire que si on l'abandonnait trop tôt, ainsi que les remèdes, elles reparussent comme auparavant; ces écoulemens ont surtout des retours infaillibles, lorsqu'on n'a pas totalement détruit la cause dont ils dépendent, par des secours convenables, et lorsqu'on n'a pas assez rétabli le ton des vaisseaux pour qu'il puisse se soutenir suivant l'ordre de la nature : on éprouve tous les jours que la cure de cet écoulement et très-difficile, particulièrement chez les femmes, par rapport à la complication infinie des vaisseaux de l'utérus. Nenter en regarde la guérison comme dangereuse, surtout lorsqu'on les fait cesser sans en avoir totalement tari la source; et lorsque les malades, sur de simples apparences de guérison, n'observent pas, pendant long-temps un régime convenable pour la confirmer; le conseil de Nenter est si précieux, que j'ai vu l'inconstance ou le peu de patience des malades, être une des causes fréquentes de fièvres lentes, de cachexie, d'œdèmes, d'hydropisie, de phtisie et d'autres maladies graves.

CHAPITRE XIII.

De l'exercice, comme un des moyens curatifs dans le traitement de la Gonorrhée et des Fleurs blanches.

L'EXERCICE rend robuste; la plupart de ceux qui n'en prennent point sont faibles et délicats; aussi a-t on vu souvent la Gonorrhée et les Fleurs blanches résister à toute espèce de remède, et céder à un exercice doux, égal, et plus ou moins prolongé : il faut donc, de toute nécessité, que les personnes attaquées de ce genre d'écoulement, surtout celles qui ont la fibre naturellement lâche, considèrent l'exercice, sinon comme une jouissance, au moins comme un remède dont ils peuvent espérer le plus grand bien; je sais que pour beaucoup de gens, la mollesse et l'oisiveté deviennent souvent une habitude qu'augmente encore le malêtre qu'ils éprouvent : l'intérêt même de leur santé n'est pas assez puissant pour les déterminer à vaincre leur funeste apathie; mais quel que soit le succès que j'obtienne sur ce point, je dois remplir ma tâche; c'est à ceux à qui mes observations s'appliquent à opter entre l'espoir d'un rétablissement parfait, et la triste expectative d'une santé toujours débile et chancelante. Pour prouver combien sont pernicieux les effets de cette inertie, de ce goût décidé pour l'oisiveté qui s'oppose à tout exercice raisonnable et salutaire, je me contenterai de citer un exemple de cet abus, rapporté par M. Raulin *Trait. des Fleurs blanches, tome I, page* 207.

« Une femme, née, selon toutes » les apparences, pour avoir un » tempérament robuste, et pour » jouir d'une santé à l'abri des dé- » goûts de la langueur, abusa d'une » éducation molle, fruit ordinaire » d'une tendresse faible et déplacée; » elle se rendit très-délicate par » l'effet d'une oisiveté singulière à » laquelle elle se livra dès son ado- » lescence, au point que rien ne lui » plaisait que la mollesse, le repos » et le sommeil; elle adoptait la per- » nicieuse habitude de passer les » trois quarts et demi de ses jours

» dans le lit, ou sur la chaise lon-
» gue, il lui survint bientôt des in-
» commodités qui se succédaient de
» loin en loin, elles se rapprochè-
» rent insensiblement, et devinrent
» enfin presque continuelles et sans
» relâche. Elles augmentèrent son
» éloignement pour toutes sortes
» d'exercice. A la fin du mois d'oc-
» tobre de l'année 1755, à l'âge de
» 43 ans, il lui survint des faiblesses
» dans les membres, des défaillances
» dans les viscères, et des engour-
» dissemens aux extrémités; ces ac-
» cidens diminuaient par le secours
» de l'art qu'on employait à propos,
» ils disparaissaient même pour un
» temps, l'exercice en était le véri-
» table remède, mais la malade s'y
» refusait. Ces attaques avaient des
» retours fréquens, elles étaient sou-

» vent multipliées par les passions
» de l'âme. Il lui survint, en 1760,
» des affections vaporeuses des plus
» violentes : elles durèrent pendant
» six semaines sans relâche, la pa-
» resse augmentait de plus en plus,
» à mesure que ses progrès et ses
» effets devenaient alarmans ; en
» 1761, il se joignit aux autres
» symptômes des débilités doulou-
» reuses des membres, surtout des
» extrémités inférieures; on enten-
» dait craqueter les articulations,
» lorsque la malade faisait quelque
» mouvement. Dans ces circonstan-
» ces, elle prit une petite vérole
» discrète, la suppuration en fut lon-
» gue et très-abondante : il survint
» ensuite une faim insatiable, elle
» cessa tout-à-coup, quelque temps
» après, pour faire place à des fai-

» blesses d'estomac, et à des vapeurs
» cruelles ; depuis ce temps-là il
» s'est joint à tous ces accidens des
» besoins continuels de manger, les
» alimens ne la flattent point ; elle
» n'en a pas le goût ; cependant à
» toutes les heures, elle est obligée
» de prendre de la nourriture ; une
» faim excessive la réveille pendant
» la nuit, il semble, dans ses be-
» soins, qu'elle soit toujours en dé-
» faillance, et que sa vie ne tienne
» qu'à un fil. Il est vraisemblable
» que les Fleurs blanches qui se
» sont établies au commencement
» de la maladie, et qui ont continué,
» en faisant des progrès en abon-
» dance et en qualité, ont beaucoup
» concouru à donner aux humeurs
» digestives l'âcreté qui les rend in-
» supportables aux membranes de

» l'estomac et des intestins, les-
» qu'elles n'en sont pas préservées
» par les alimens. Quelque cruels
» que soient les symptômes de cette
» maladie, ou pour mieux dire, de
» ces maladies compliquées, la ma-
» lade est toujours obstinée à ne
» point faire d'exercice, et à lui pré-
» férer l'oisiveté, elle en donne au-
» jourd'hui pour raison, que l'exer-
» cice la ferait digérer plus prompte-
» ment, et qu'il augmenterait ses
» souffrances, en concourant au pro-
» grès de ses besoins; l'inconsé-
» quence de ce raisonnement est
» assez sensible pour me dispenser
» de la démontrer.

Tout état de l'atmosphère n'est point indifférent pour la guérison de la Gonorrhée bénigne et des Fleurs blanches.

Il faut avoir égard à l'état de l'atmosphère dans la cure des Fleurs blanches ; la transpiration étant, comme je crois l'avoir démontré assez clairement, toujours plus ou moins intéressée dans les écoulemens dont nous nous occupons, tout état de l'atmosphère ne saurait être indifférent pour leur guérison, et cette considération est d'autant plus importante, que les diverses pressions de l'air, ainsi que ses températures, peuvent les produire, les augmenter, les entretenir, ou contribuer beaucoup à leur terminaison : aussi verrait-on très-souvent ces maladies céder à l'action d'un air pur, tandis qu'elles offrent les plus grandes difficultés, en employant même les remèdes les mieux indiqués, et en suivant le régime le plus exact, si l'air dans lequel on vit est aqueux et doux, comme celui qu'on respire auprès des lacs, des rivières, ou dans des habitations bâties au milieu des marais. Les personnes de l'un et de l'autre sexe, fortes et robustes, et chez qui la Gonorrhée ou les Fleurs blanches seront produites par l'usage excessif des liqueurs, des exercices violens, des embrassemens trop multipliés, ne sont point celles qui souffriront de cette qualité de l'air, mais bien les personnes cachectiques et pituiteuses, ou celles chez qui ces écoulemens seraient compliqués et entretenus par le scorbut ou le scrophule; il sera donc très-sage, lorsqu'aucun obstacle ne s'y opposera, de placer les individus attaqués de la Gonorrhée ou des Fleurs blanches, dans le climat qui leur sera propre; c'est en prenant ces précautions que j'ai souvent terminé des écoulemens qui avaient résisté à tous les autres moyens curatifs.

AVIS.

Aux personnes atteintes des maladies qui font le sujet de cet Ouvrage.

QUELLES que soient les précautions que prennent les personnes qui consultent les médecins par écrit, pour que leurs mémoires ne laissent rien à désirer, elles y omettent cependant des circonstances indispensables à connaître; aussi ai-je cru devoir placer ici des questions auxquelles il est d'autant plus important de répondre, qu'elles peuvent fixer l'opinion des hommes de l'art sur la nature de la Gonorrhée bénigne et des Fleurs blanches dont on peut être atteint. Je divise ces questions en générales, parce qu'elles intéressent également les deux sexes, et en questions particulières pour chaque sexe.

Questions générales.

Quelle est la profession?

Quel est l'âge?

Quelle est la couleur des cheveux, du teint et des yeux?

La peau est-elle douce au toucher, sèche ou aride?

Transpire-t-on aisément?

Est-on sujet à des maux de tête?

L'estomac fait-il bien ses fonctions?

Quels sont les mets qu'on désire le plus?

Va-t-on aisément à la garde-robe ?

Comment sont les selles ?

Est-on sujet à des coliques ?

A-t on eu quelques maladies antérieures ?

A-t-on été émétisé ou saigné ?

Est-on sujet aux hémorroïdes ? Fluent-elles ?

A-t-on éprouvé quelques accidens pour lesquels on aurait employé le mercure ? A-t-on salivé ? en est-il résulté la chûte de quelques dents, ou la destruction de quelques glandes de la bouche ?

Est-on sujet à la toux, et à quelle heure de la journée ?

La respiration est-t-elle aisée ?

Les urines passent - elles bien ? Quelle est leur couleur ? Sont-elles chargées ? Eprouve-t-on des cuissons en urinant, ou immédiatement après avoir uriné! La matière se dépose-t-elle promptement au fond du vase? Quelle est sa couleur, ainsi que celle dont le linge est taché?

A-t-on habité des lieux froids et humides?

A-t-on eu des chagrins prolongés ou vifs?

S'est-on livré avec opiniâtreté à l'étude, et immédiatement après les repas, à quelques travaux qui exigeaient des exercices violens du corps?

Est-on passé des nuits sans dormir?

N'a-t-on point passé brusquement d'un lieu chaud à un lieu froid?

A-t-on fait usage de liqueurs? Quelle est la boisson ordinaire?

Questions particulières aux hommes.

Depuis combien de temps est-on atteint de la Gonorrhée?

La verge se recourbe-t-elle, ou s'est-elle recourbée dans le principe?

Eprouve-t-on des douleurs aux testicules? Sont-elles gonflées?

Souffre-t-on en quelques parties du corps pendant la nuit?

Lorsqu'on va à la garde-robe, rend-on par la verge une espèce de flocon glaireux ou visqueux, et de couleur grisâtre?

A-t-on eu des ulcérations à quelques points des parties génitales?

Est-on porté pour les plaisirs conjugaux? A-t-on fait des excès avec les femmes?

Est-on devenu père? Les enfans

sont-ils sains? Leur mère n'est-elle point sujette à des Fleurs blanches?

Questions particulières aux femmes.

Les dames ne doivent point oublier de parler de leur âge et de celui auquel elles ont cessé d'être demoiselles, du nombre d'enfans qu'elles ont eu, des accidens qui ont pu accompaguer chaque couche, il est nécessaire aussi de dire si elles ont nourri, et combien d'enfans.

Si elles éprouvent des tensions ou tiraillemens dans quelques parties du bas-ventre, de la pesanteur dans la marche, si l'exercice fait plaisir, si elles se sont fait visiter par un accoucheur, et ce qu'il pense de l'état de la matrice et de la nature de l'écoulement.

NOTES.

(1) « Le 28 juillet 1776, un chirurgien qui était alors aux Indes Orientales, dit Hunter, se fit une égratignure au bout du doigt avec une épine. Le 31 il ouvrit un abcès sur l'épaule d'une négresse qui avait le *yaws*, et qui avait été long-temps sujette à de pareils abcès en différentes parties du corps, et à d'autres ulcérations incurables.

« Il s'aperçut, après l'opération, qu'il était resté un peu de matière sur cette égratignure, ce qui le fit écrier qu'il était inoculé. Le 2 du mois d'août il fit l'amputation d'un doigt à un enfant de treize ans, pour un ulcère qui ressemblait au bois vermoulu. Son égratignure ne guérissait point, mais elle se couvrait de temps à autre d'écailles blanchâtres qui se détachaient; enfin cette apparence l'alarma, ce qui le fit recourir aux frictions mercurielles, dont il usa largement. Malgré cette précaution, il parût dans le mois de septembre une tumeur douloureuse et enflammée sur la seconde jointure du doigt, qui fut bientôt suivie par plusieurs autres sur la main dans le trajet des os métacarpiens du doigt indicateur. Il continua toujours les frictions mercurielles, mais sans effet, car les tumeurs se multipliaient tous les jours; et au mois de novembre elles s'étaient déjà étendues jusqu'à une petite distance de l'aisselle. Elles ne passèrent point à la suppuration pour lors. Vers la fin de novembre il commença à ressentir des douleurs nocturnes, cruelles en différentes parties du corps, mais principalement le long du tibia et du péroné avec des maux de tête fréquens qui allèrent en augmentant, jusqu'à un point presque insupportable pendant cinq mois, malgré qu'il usât de frictions mercurielles avec la décoction de salsepareille tous les jours en grande quantité.

« Dans le mois de mai 1777, il parut une éruption croûteuse en différentes parties du corps, particulièrement sur les jambes et sur les cuisses, et les tumeurs dont nous avons fait ci-devant mention, s'ulcérèrent ; d'où s'ensuivit une rémissiou de douleurs nocturnes.

« Le malade ne put jamais saliver, malgré que sa bouche fût constamment sensible ; même pendant des mois entiers. Les ulcérations devenaient pires tous les jours, et l'on ne crut pouvoir lui conseiller autre chose que de faire un voyage en Angleterre. Il arriva à Londres le premier août ; et, par l'avis du docteur Hunter et du chevalier Jean Pringle, il commença un traitement mercuriel et l'usage de la salsepareille, avec une diète de lait. On m'appela aussi ; et jugeant que deux tiers d'un grain de mercure calciné qu'on lui avait ordonné de prendre chaque jour, étaient d'une trop petite dose, si l'on regardait les ulcères comme vénériens, je lui ordonnai de l'augmenter graduellement jusqu'à cinq grains; et il continua ce traitement jusqu'au mois de novembre, lorsque tous les ulcères furent parfaitement guéris.

« Il cessa alors de prendre le mercure, et se trouva débarrassé de tous les symptômes de la maladie, à l'exception de quelques nodus sur le tibia, et des douleurs rhumatismales qui le prenaient lorsqu'il s'exposait au froid, jusqu'à ce qu'il commençât, il y a environ un an, à ressentir une incommodité en avalant, une sécheresse dans le gosier, et un écoulement d'une mucosité visqueuse qui sortait de la gorge et des narines, symptômes qui continuent encore aujourd'hui. » *Traité des Mal. Vén.* p. 409.

(1) « Je fus appelé en 1765, dit M. Raulin, pour une femme agée de vingt-cinq ans; on m'avertit, avant d'entrer dans » son appartement, que la moindre chose » la faisait tomber en convulsion : on » me pria en conséquence de marcher » le plus légèrement qu'il me serait pos-

» sible ; on ne touchait qu'avec crainte le » loquet de sa porte qui était exactement » garni de linge, pour que le malade ne » l'entendît pas remuer (1) ; les parquets » de sa chambre étaient couverts d'un ta- » pis, même pendant les plus fortes cha- » leurs de l'été ; on approchait de son lit » pour lui parler avec les plus grandes » précautions : il fallait modifier sa voix, » de façon qu'elle fût dans une espèce d'é- « quilibre avec le ton faible et délicat de » ses oreilles. Malgré toutes ces attentions » recommandées, une demoiselle de la » compagnie, en s'asseyant sur un fau- » teuil, fit quelque espèce de bruit, dont » personne ne s'aperçut que la malade ; » dans l'instant elle pâlit : ses membres

---

(1) M. Pomme dit avoir vu à Paris une dame dans la même situation, tombant en convulsion au moindre bruit, et par l'effet de la moindre surprise ; les fruits acides, une seule goutte de vinaigre, réveillaient aussi les convulsions. (Traité des affections vaporeuses, page 471.)

» se roidirent, des mouvemens spasmo-
» diques se succéderent dans tout le corps,
» et se terminèrent par une convulsion gé-
» nérale qui dura un quart-d'heure. La ma-
» lade avait commencé à être incommodée
» dès la premiere jeunesse ; elle était par-
» venue depuis trois ans au point où je
» viens de la représenter ; elle était natu-
» rellement d'un tempérament fort déli-
» cat : il lui survint, quelque temps avant
» ses règles, vers l'âge de douze ans, des
» tumeurs et des abcès en différentes par-
» ties du corps ; elle guérissait des unes,
» il en revenait d'autres : il s'établit enfin
» des mouvemens spasmosdiques assez fré-
» quens. Les règles furent précédées de
» fleurs blanches qui ont duré jusqu'à la
» mort, en faisant toujours des progrès.
» Malgré ces incommodités, cette demoi-
» selle se maria ; elle eut des enfans très-
» bien constitués : après la seconde cou-
» che, les fleurs blanches et les mouve-
» mens spasmodiques augmentèrent con-
» sidérablement ; l'écoulement devint pu-

» rulent : il n'était personne qui ne jugeât
» que c'était du vrai pus.

» Ce fut pour lors que l'irritabilité du
» genre nerveux fit de plus grands pro-
» grès; elle parvint au point que la moin-
» dre surprise, le moindre bruit, la moin-
» dre vivacité lui causaient des convul-
» sions : en même-temps que les fleurs
» blanches devinrent purulentes, il sur-
» vint une douleur à la partie latérale
» gauche de l'*abdomen*, qui paraissait
» avoir son siége dans l'ovaire ; elle fut
» constante jusqu'à la mort. Cette dou-
» leur et les fleurs blanches, qui deve-
» naient de plus en plus purulentes, firent
» juger généralement que la purulence
» provenait d'une supuration à l'ovaire.
» Je n'étais pas le médecin ordinaire de
» la malade, je la perdis de vue pendant
« plus d'un an. On m'appela ensuite ; et je
» trouvai que les symptômes précédens
» étaient devenus extrêmes ; elle était
» dans le marasme : il était survenu de
» nouveaux accidens, les glandes paroti-

» des, les axillaires, et d'autres glandes » des bras et de la poitrine était entiere» ment gorgées : il y en avait quelques» unes qui suppuraient en rendant un pus » fétide. La malade mourut quelques jours » après. On m'appela avec d'autres méde» cins à l'ouverture de son cadavre; on » trouva presque tous les viscères obs» trués et en très-mauvais état. La ma» trice et les ovaires, principalement le » gauche, où l'on croyait le siége de la » douleur qui l'avait fait soupçonner de » fournir la suppuration, était dans l'é» tat le plus naturel et le plus sain. »
Traité des Fleurs blanches, 294.

FIN.

TABLE

DES MATIÈRES.

RÉFLEXIONS PRÉLIMINAIRES. v

CHAPITRE PREMIER. *Identité de la matière de la Gonorrhée bénigne avec celle des Fleurs blanches : cette humeur n'a rien de commun avec la liqueur séminale.* 1

CHAP. II. *Causes fréquentes de la Gonorrhée et des Fleurs blanches.* 19

CHAP. III. *De la Masturbation comme cause de la Gonorrhée bénigne et des Fleurs blanches.* 35

CHAP. IV. *Le coït trop fréquent peut produire la Gonorrhée et les Fleurs blanches.* 77

CHAP. V. *Quels sont les points des parties génitales où s'établit le foyer d'irritation qui provoque la Gonorrhée et les Fleurs blanches.* 86

CHAP. VI. *Des tempéramens les plus disposés à la Gonorrhée bénigne ou aux Fleurs blanches.* 89

CHAP. VII. *Peut-on être attaqué de Fleurs blanches et de la Gonorrhée à tous les âges de la vie.* 92

CHAP. VIII. *Apparences vénériennes occasionées par la suspension du cours de la Gonorrhée et des Fleurs blanches.* 96

Le hasard est souvent la cause de la Masturbation 99

Avis aux pères et mères et à ceux qui se livrent à l'éducation de la jeunesse. 111

Conseils à ceux qui se livrent à la Masturbation. 127

CHAP. IX. *Effets occasionnés par le transport de la matière de la Gonorrhée et des Fleurs blanches sur d'autres organes que ceux de la génération.* 140

CHAP. X. *Méthode curative.* 148

CHAP. XI. *Indications relatives.* 178

Situation que doivent observer les femmes quand elles s'injectent. 207

CHAP. XII. *Du régime que l'on doit observer pendant le traitement de la Gonorrhée et des Fleurs blanches.* 210

Conseils sur la nécessité de suivre un régime, quelque temps après la guérison de la Gonorrhée et des Fleurs blanches. 213

CHAP. XIII. *De l'exercice, comme un des moyens curatifs dans le traitement de la Gonorrhée et des Fleurs blanches.* 215

Avis aux personnes atteintes des maladies qui font le suiet de cet Ouvrage. 151

Notes indiquées dans l'Ouvrage. 155

www.ingramcontent.com/pod-product-compliance
Ingram Content Group UK Ltd.
Pitfield, Milton Keynes, MK11 3LW, UK
UKHW022053260726
13993UKWH00001B/93